現場から始まる医療革命

統合医療の真実

脳神経外科医
篠浦伸禎

きれい・ねっと

はじめに
―病気になった瞬間に実行すると病気の改善に役立つ統合医療―

私は、医者になってから今年（２０１７年）で35年になります。

その間紆余曲折がありましたが、年をとればとるほど、患者さんの病気をなんとか少しでも改善したい、現状の医療レベルを上げたいという執念めいたものが強くなってきたように感じます。

この時、もちろん自分自身の医療の技術レベルを上げることが最優先の課題になりますが、もっと大きな視点で、自分が病院で行っている医療のみならず、それ以外の様々な治療法を取り入れ、手応えがよければ患者さんにそれらをご紹介し、分野を問わずそのような技術をもった様々な人たちと連携して病気を改善させたい、そしてもっと重要なことは、病気を予防したいという気持ちが年々強くなってきました。

私は脳外科医ですから、医者になってからは脳にかかわる病気、つまり脳腫瘍や脳卒中などの治療を行ってきました。これらの脳の病気は、外傷や感染症と違い自分の身体の中から出てくる病気で、いわゆる生活習慣病にあたります。脳以外の生活習慣病には、癌、心臓病、糖尿病などがあり、日本においては、それらの病気がどんどん増えているのが現状です。

そのため、これら生活習慣病に対する有効な治療法や予防法を見つけることが、医者にとっては急務と言えるでしょう。そして、これらの生活習慣病の治療法、予防法に関しては、病名が違っても、実は多くの点で共通するところがあります。

私は臨床の最前線で現在も働いており、今は主に脳腫瘍の治療を専門にしています。近年私は、治療に関しては、私が長年行ってきた西洋医療の範疇にとどまらず、あらゆるジャンルの治療法、施術の中で病気を改善するのに効果のあるものは「患者さんがよくなればいいじゃないか」という、いわば何でもあり、つまりは統合医療を標榜するスタンスをとっており、ご希望の患者さんにはそれらの方法を積極的にお伝えしています。

そして2016年からは、それらをより精度の高いものにするために、「篠浦塾」をスタートさせました。篠浦塾では、講師の方々や多くの塾生と情報交換をしながら、統合医療に関して毎週のようにセミナーを行っています。本書の内容は、篠浦塾で私や講師が話したこと、塾生から教えていただいたことが中心になっています。現場で生まれ、現実に結果を出しているものばかりなので、きわめて信憑性《しんぴょう》が高いと自負しています。

本論に入る前にまず、なぜ私が「病気になった瞬間から」統合医療を行なっていこうと考えるようになったのか、私のたどってきた道をふりかえってみたいと思います。

病気がよくなるためであれば、あらゆる方法を使うという発想の原点は、米国に留学した30代半ばの経験にあります。

それまでは、脳外科医として手術ばかりしてきたので、できるだけ数多く手術をして上達したいといった発想が当たり前だと思っていました。ところが、研究者として米国に留学し、脳外科から一時的に離れてみると、どんどん手術をすることが本当に人にためになっているのか、本心では患者さんは手術を受けたくないのではないかという、世間から見ればしごく当然と言ってもいいような気持ちが芽生えはじめたのです。

いま思えば、職業人が陥りがちな罠にはまっていたのでしょう。自分の仕事のことだけを考えていて、それが世間でどういう意味を持つのかというところまで考えが至っていなかったのです。その時から、手術はどうしても必要な時には最高の技術をもってするが、極力手術をしないで患者さんを治すやり方がいいのではないかという気持ちに、少しずつ変わっていきました。

そして、私は2000年から、いま在籍している都立駒込病院に勤め始めました。その当時の駒込病院の脳外科は、誤解をおそれずにいうと、どうみても二流といってもいいレベルでした。主に脳腫瘍を扱っている病院ですが、他の病院に比べて優れた技術があるわけでもなく、年間の手術件数も70件くらいで、正直、他の病院に行っていただいた方がいいのではないかという気持ちでした。

そこで、この情けない現状をなんとかしなければと考えて導入したのが、覚醒下手術です。覚醒下手術を導入した時に、「これで脳外科医としての誇りを取り戻せる。患者さんに本当の意味で役に立つ技術だ」と、ようやく確信が持てたことを今でも思い出します。未だにほとんど行われていない最先端技術である覚醒下手術を、現在のように技術的に確立するに至るには幾多の困難がありましたが、今では日本全国から、覚醒下手術を受けたいという患者さんが来られるまでになりました。

覚醒下手術が全身麻酔の手術に比べて優れている点はいくつかあります。

まず一番大事なことは、覚醒下手術は全身麻酔の手術に比べて、手術成績が圧倒的に良いという点です。全身麻酔の手術では、術中に神経症状が悪くなっていることを正確に把握する方法がなく、手術後に麻痺などの症状が悪くなることがしばしばあります。良くなるか悪くなるかの確率は半々といったところで、博打《ばくち》のような手術といっても過言ではありません。

一方、覚醒下手術は、神経症状の悪化を手術の間中チェックする神経機能を専門に検査する人が横についており、症状が悪くなった瞬間に患者さんご自身からの申告でそのことが分かるので、そこで手術をストップし、しばらく待って症状が回復すれば手術を続けるし、もし回復しなければその時点で手術を止めれば、1月後にはほぼ全例が手術前のレベルかそれ以上にまで神経症状が回復します。もちろん、症状が術中に悪くなっても、救命のために腫瘍を取らざるを得ない症例もあるため、全例で悪くならないとは言えませんが、手術の成績が全身麻酔の手術に比べて圧倒的に良いのは事実です。

手術で患者さんの症状を悪化させないというのは、きわめて重要なことです。というのも、たとえば手術で麻痺が悪くなると、患者さんが意気消沈し、その後の治療もうまくいかないことが多いのです。

日本ではあまり行われていない覚醒下手術ですが、米国やヨーロッパでは、主要な病院ではどんどん行われるようになってきています。ただ、最近では運動領にある腫瘍に関しての覚醒下手術も行われるようになってきてはいますが、基本的には言語領にある腫瘍を摘出する際に行うのが主体であり、覚醒下手術を行う部位はいまだに限られているのが現状です。

しかし、当院ではそれらの部位のみならず、症状が悪化する危険性のあるあらゆる部位で、覚醒下手術を行っています。

たとえば、聴神経腫瘍のような、顔面神経や聴神経などの脳神経を巻き込んでいて手術自体がきわめて難しい部位の腫瘍に関しても覚醒下手術を行なっており、これは世界的にも我々だけが行っている手術になります。この聴神経腫瘍を全身麻酔で手術すると聴力を温存することは不可能ですが、覚醒下手術では患者さんに直接音を聞いていただきながら手術を行うため、術後の聴力温存が技術的に可能となるのです。

最近覚醒下手術を行った患者さんは両側に聴神経腫瘍があり、すでに片方の聴力はなく、もう片方も難聴がある方でしたが、手術後は難聴にやや改善がみられ、やはり聴力温存が可能な覚醒下手術は、患者さんにとって大きなプラスになると感じました。なぜなら、全身麻酔でこの患者さんを手術すると、成功したとしても術後間違いなく両耳とも聞こえなくなり、日常生活が相当不自由になってしまうからです。

また、最近我々がよく行う覚醒下手術は、運動領にある良性腫瘍の症例です。これを全身麻酔でおこなうと、術後麻痺が悪くなるか同じかは半々の確率といったところです。ところが、覚醒下手術を行うと、最近では全例で、麻痺が手術前と同じか改善し、日常生活にはまったく不自由がなくなるという結果が出ています。術後に麻痺がひどくなると、患者さんはその後大変つらい思いをされます。覚醒下手術を行うか全身麻酔による手術を行うかで、患者さんのその後の運命が大きく分かれてしまうわけです。

読者の皆さんは、覚醒下手術は最先端の西洋医療だから治療成績がいいのだと思われるかもしれません。しかし私は、覚醒下手術は西洋医療の範疇というよりも、むしろこれからお話しする統合医療の有力なオプションなのであり、だから患者さんにプラスになるのだと考えています。なぜなら、統合医療とは、分野を問わず患者さんの自然治癒力を最大限に引き出す治療ということになりますが、覚醒下手術はまさしく、患者さんの自然治癒力を引き出しているからこそ手術成績がいいのです。

覚醒下手術中に症状が悪くなると一旦休むのですが、そうすると患者さんの自然治癒力が働き、症状が回復することがよくあります。そして症状がいったん回復すると、その後同じ手術操作をしても症状が悪くなりにくいことがしばしばあります。つまり、自然治癒力が働き、手術前より神経が強くなっているのです。さらに、手術後も自然治癒力が働き、ほぼ全例で1月後には症状が戻ります。

翻って西洋医療の範疇に入る全身麻酔の手術は、自然治癒力が働く前に何度も神経を痛め続けることになるため、症状の悪化が多くみられるのです。


このように患者さんにとってもおおいにプラスになる覚醒下手術ですが、別の大きなメリットとして、脳の機能がはっきりと分かるようになったことがあげられます。

脳のどこにどういう機能があるのかということを「脳の機能局在」といいますが、脳科学の分野では主にｆＭＲＩ（ファンクショナルエムアールアイ）によって研究されてきました。ｆＭＲＩは、簡単にいうと、被験者に何らかの動作をしてもらい、そのときにどの脳の部位の血流が増えるのかを調べ、それにより脳の機能局在を調べる方法です。しかし、ある意味これは単に血流の変化をみているだけの間接的な検査なので、そこに本当にその機能があるかどうかは実はわからないのです。

一方、覚醒下手術においては、患者さんが完全に起きた状態で、脳のどの部分を触るとどのように症状が変わるかが目の前でわかるので、脳の機能局在が疑いの余地もなく正確にわかります。

私は、覚醒下手術で直接確認した脳機能と脳科学の知見を総合して、各人の脳の使い方がわかるテストを作りました。そして、生活習慣病の改善や予防のためにカウンセリング等でこれを使っており、実際成果を上げています。

なぜなら、生活習慣病の背後には、脳の使い方がうまくいっておらず、そのためストレスに負けていることが考えられるからです。各人が自分の脳の使い方をわかることで、ストレスを乗り越え、幸せに生きることにつながることを期待しています。

それにしても、なぜ病気の改善に統合医療が有用であると言えるのでしょうか。

例えば、私の専門としている脳腫瘍の治療における統合医療の具体例をあげてみます。脳は頭蓋骨の中にあるので、どんどん増大する悪性の脳腫瘍に対しては、出来るだけ早く手術をして小さくしないと、命にかかわります。しかし、手術で症状を悪くすると、前記のように患者さんに強いストレスを与えるので、次の治療、たとえば放射線や化学療法を行っても、治療効果がなかなか上がりません。そのために、覚醒下手術のような症状を悪くしない手術を我々がしていることは先ほど述べたとおりです。

しかし、だからといって覚醒下手術だけで悪性脳腫瘍の患者さんを治癒までもっていくことは不可能です。なぜなら、悪性の腫瘍は脳に浸潤しており、手術で全部は取り切れないからです。そのため、その後の治療で治癒までもっていくことが肝要なのです。

そこで私は、あらゆる有効な治療法を、放射線化学療法を行ういわゆる初期治療に集中することが、治癒につなげるために大事なのではないかと考え、ここ数年様々な治療、施術を研究してきました。

なぜなら、治療を病気に対する戦いと捉えると、すべての有用な戦力を大事な場面に集中して投入することが、勝利に結びつくからです。初期治療を行う時が、まさしくその大事な場面になります。というのは、初期治療の前の患者さんは一番体力があり、そのため有用な治療を集中して行うことが可能だからです。そのため、統合医療を希望される患者さんには、初期治療から取り組むことができるようにお手伝いをしてきました。

その結果、西洋医療のみでは1年ほどしか生きられない膠芽腫《こうがしゅ》というきわめて厳しい病気を持つ患者さんにも、治癒する症例が出てきたのです。これは長年脳外科医をやってきた私にとっては驚愕するようなすばらしい結果であり、ますます統合医療が大事だと確信をもつようになりました。

悪性脳腫瘍は、癌や心臓病と同じく生活習慣病になります。生活習慣病は、食の乱れ、運動不足などの生活習慣の乱れ、ストレスなどによる心の乱れから起こってきます。これらの乱れにより免疫力、生命力が低下するために、生活習慣病の芽が出てきたときにそれを摘むことができず、どんどん悪化していくのです。

西洋医療は対症療法が中心であり、このような根本的な原因を治すことができるわけではありません。西洋医療だけでは、むしろ免疫力、生命力は落ちるのです。

ただし、悪性腫瘍の細胞に対しては、西洋医療は強力な殺細胞効果があります。だから、西洋医療と、免疫力や自己治癒力を上げる治療を最初から併用する必要があります。これが私の考えている統合医療なのです。

西洋医療と統合医療の違いをたとえると、このようになります。たとえば町にテロリストの若者が出現し、周囲に銃を乱射しはじめたとします。そのときは、敵を力で制圧することがまず必要になるでしょう。しかし、それだけでは、テロリストは死んでも、貧しくて希望のない若者がまたテロリストになってしまう危険性は高いままです。

この状況を打開するには、急場をしのぐだけではなく、町全体の大人が考え方を改め、産業を起こすなどして町を豊かにし、若者がやりがいをもって働き、彼らが貧しさから抜け出して人生に希望をもてるようにしなければなりません。それがテロを防ぐための根本的な処方箋です。

医療も同じです。最初は急場をしのぐために西洋医療を使いますが、患者さんに副作用が出ない程度にとどめておいて、免疫力を上げる統合医療を初期から併用することが大事です。体全体を、病気がでないように立て直すわけです。

このようなやり方をしていくと、私の経験からいうと、治療成績が今までにないほどよくなったり、少なくとも副作用が劇的に減ります。そして、患者さんにとっても辛くない治療になるのです。

このような、私の臨床経験上、患者さんに役立つ可能性が高い統合医療を、この本で述べていこうと思っています。

本書では、内容がわかりやすいように、ある状況を設定して、会話形式で話を進めてみたいと思います。

その設定というのは、こうです。私のところにある中年夫婦が相談にやって来ます。話を聞くと、中年夫婦の父は認知症になりかかっており、母は癌の初期という、とにかく大変な状況なのです。

私の名前を「ドクター統合」、中年夫婦の夫を「ミスター左脳」、妻を「ミセス右脳」としてみました。お読みいただき、少しでも病気の改善、予防に役立てていただければ、これにまさる幸せはありません。

目次

第2章　体からの生活習慣病へのアプローチ

第3章　幸せに生きる脳の使い方

プロローグ

―エビデンスレベルに頼らない治療法の評価と病気への適応―

ドクター統合　こんにちは。今日はどうされましたか？

ミスター左脳　この度はお世話になります。今日ご相談したいのは、私たちのことではなく、実は私の父が最近認知症気味で、そのうえ母も癌を患ってしまったのです。

どうすればよいのかと、医療に関する情報を本や週刊誌やネットでできるかぎり調べてみたのですが、知れば知るほど迷ってしまいます。そこで、どのようにすれば両親の病気に効果がある治療法を見つけられるのか、正しい情報を教えていただければと思って伺いました。

ミセス右脳　特に母の癌については、主人は厳密なエビデンスがないとダメだと言って、西洋医療しか信用していないようなのですが、抗がん剤の副作用などを思うと、治療を受けさせるのは躊躇します。

お医者様の中には、患者には抗がん剤を使っているのに、いざ自分が癌になった時には使わない方も多いという話もよく聞きますし、もっと体に優しい治療はないのでしょうか。

ドクター統合　それは大変ですね。確かに今は情報が氾濫しすぎて、何が正しいのか、もしかすると医者でさえわからないというのが現状かもしれません。ましてや、医療においては素人である一般の皆さんに本当のことがわかるというのは不可能な気がします。

よくネットで知識を仕入れて自分で治療法を決めるという人がいますが、「生兵法は大けがの元」という諺のとおり、私にはそのような人ほど良くない治療に引っかかりがちな印象がありま す。そういったことにならないためにも、今日は私が治療法に関してどのように考えているかをお話ししましょうね。

まず、ミスター左脳さんのおっしゃるように、西洋医療でよく言われるエビデンス（科学的根拠）レベルという話があります。エビデンスレベルとは、その研究の結果が、どれだけ偏りがなく一般的なものとして効果を認められるか、ということに関するレベルのことです。

ちょっと難しい話ですが、たとえば、いくら権威のある人がこの薬は効くという発言をしても、それはその人ひとりの主観が左右することなので、エビデンスレベルは低いということになります。一方、一番エビデンスレベルが高いのは、一つの条件のみを変え、他はランダムに集めた2つのグループの結果の差をみて、その変えた条件が結果にどのような影響を与えているかを調べるランダム化比較試験を、さらに複数集めて結果をあわせて分析すること（メタ解析といいます）だといわれています。いまだに権威主義が横行する医療においては、たしかにこのエビデンスという見方は、いい治療法を決めるのには大いにプラスになります。

しかし、現場で実際医療をやっている私にとっては、この西洋的なエビデンスレベルが一番有用であり、それに基づいて治療法をすべて決めようとするやり方には、いくつかの問題点をはらんでいると思います。

ミスター左脳　そうなんですか！　西洋医療の最先端を走っている先生からそんな話をお聞きするとは思いませんでした。私は西洋医療が日本に入ってきてから、医療はどんどん進歩していると思っていました。

ドクター統合　もちろんそういう面もあります。しかし、それがすべてだと思うと治療するにあたって問題が生じます。

まずひとつは、患者さんの命がかかっている手術を仕事としている私のような医師にとっては、西洋的なエビデンスのみにこだわるのは現実的ではない、ということです。たとえば、ある手術法が効果的であることを証明するために、ランダム化比較試験をするかというと、それはまずありえません。水虫の薬などであれば、命と今すぐに関係するわけでないので、ランダム化比較試験は一番有用だと思いますが、我々のように、ちょっとやり方を間違えると命にかかわるような治療をしている人間は、治療法を現場にあわせて改善していくことのほうが現実的なのです。

また、ランダム化比較試験をするということは、自分がいいと思わない手術法も何例か並行してやってみて比較することになりますが、これは倫理的にいってもまずありえません。つまり、一番エビデンスレベルが高いといわれているランダム化比較試験は、命を左右するような治療には向いていないということです。

ミスター左脳　そう言われてみれば、たしかにそうですね。

ドクター統合　それだけではないのですよ。今のエビデンスレベル至上主義のようなものが医療現場に幅をきかせている情況の弊害を、私はしばしば目にしています。目の前に病気で困っている患者さんがいるのに、エビデンスが高い治療のみしかやらない、それでダメならあきらめてくれという医師がかなりの割合でいるのです。

これは極端な見方かもしれませんが、エビデンスレベルが高いことのみをやっていれば、たとえその治療で患者が亡くなっても文句は言われない、でもエビデンスレベルの低いことをやって結果が悪いと、下手をすれば訴えられかねないという、医師の保身と取られても仕方ないような姿勢にもみえます。

私は、治療法に関しては、患者がよくなるためであればあらゆることを提案することが大事だと考えています。もちろんそれをやるかどうかに関しては、患者さんが自己責任で決めることですが、治る可能性のあるあらゆるオプションを提示し、それに対して患者さんの選んだ治療を行うのが、たとえ結果がでなくても患者さんのお気持ちに沿う事だと、私はいままでの経験で感じているのです。

というのは、最近こんなことがありました。ある患者さんが、他の病院にかかっていたのですが、脳腫瘍がどんどん大きくなってどうしようもないということで、私の病院を知って転院してこられました。覚醒下手術をしてほぼ問題なく脳腫瘍を摘出できたのですが、前の病院でステロイドを長期間投与されていたいせいか、手術がうまくいっているにもかかわらず、どんどん弱っていくのです。

そこで私は、篠浦塾で私が学んできた様々な治療のオプションを患者さんとご家族に提案しました。すると、それに対してとても感謝され、前の病院では悪くなってもそのような提案が全くなくて辛かった、と言われたのです。これは、エビデンスレベルの高いことのみをやって、悪くなってもそれ以外は何もしないという医者の姿勢では、決して患者さんやご家族のお気持ちを満足させることはできないということを意味します。

私は、たとえ最終的には治らなくても、患者さんがよくなる可能性があるのであれば、エビデンスレベルがいまは低い事でも提案する姿勢が大事だと考えています。また、患者さんのご希望があればそれを行っていくことで、次の世代にも、それらの治療法を必要に応じて改善するなどして良い形でつなげていくことができるのではないでしょうか。

ミセス右脳　私には、それはとてもよくわかります。治らない病気でも、どのくらい担当してくださるお医者様が一所懸命やってくれたかによって、家族の気持ちは全く違うと思います。医療は結局人と人が関わることなので、エビデンスレベルだけで判断される治療というのは、なにか冷たい感じがしますね。

ミスター左脳　しかしそうは言っても、やっぱり治る確率の高いことが科学的に証明された治療だけを受けさせるのが、家族の真心ではないのかなあ……。

ドクター統合　そうおっしゃるお気持ちも分かります。ただ、先ほどの話は医者の姿勢の問題についてですが、私は西洋医療におけるエビデンスレベルが高いということが、すなわち科学的な観点からみても正しいということなのか、またそのことが本当に安全に患者さんを良くすることに直結しているのか疑問を持っています。

たとえばニンニクは、もちろんランダム化比較試験をしていないので、西洋医療的にいうとエビデンスレベルが低いということになります。しかし、高々数千例で数年間のスタディーしかしていない新薬と比較して、どちらが健康を取り戻すのにエビデンスレベルが高いのかといえばどうでしょうか。

私は、おそらく数年で消えていく薬よりは、何千年もの間何億人もの人々が、病気のときに薬代わりに使ってきたニンニクのようなもののほうが、科学的に考えてもはるかにエビデンスレベルは高いと思います。ニンニクはあまりにも一般的な食品なので、今更エビデンスレベルを問う必要がない、しかし、だからといってエビデンスが低いという事ではないわけです。

つまり、西洋医療のいうエビデンスレベルは有用ですが、これを金科玉条《きんかぎょくじょう》のように盲信しては、本当の意味では患者さんの役に立たない。そんなことよりも、患者さんがよくなるかどうかという現実を直視して、そのための治療法を患者さんに提示したほうがいいと私は考えています。論文でいうところのエビデンスレベルより、治るかどうかの現実の方が、患者さんにとってははるかに重要ですからね。

ミスター左脳　そのとおりですね。では先生は、エビデンスレベルに頼らずに、一体どのようにして治療法を選択しているのですか。特に西洋医療ではない他の治療法……、統合医療でしたっけ、それを含めてどのように治療法を決めているのでしょうか。

ドクター統合　やはり治療法に関しては、ある程度ランク付けして善し悪しを考えないと、どれを選んでいいのか判断がつかず、現場で頭が混乱してしまうことになりますね。

そこで私は、西洋医療的なエビデンスレベルをも含めた違う見方で、統合医療の治療法の適応に関して判断をしています。ここでいう統合医療の定義は、「東洋医療も含めた西洋医療以外の治療法、施術法」です。医療現場において本当の意味で患者さんに役立つという視点に立脚して、私は次の3つの判断基準を設けています。

まず、私は自分で経験しないと信じない人間なので、自分で経験して効果があることを実感している、周囲の人も経験して効果があると感じる人が多い、つまり現実に効いた実感があるということです。私は自分が現場で見て経験した事しか信じない性分なので、これを第一におきました。

次に、歴史が長く広範な地域で今も使われているという点です。たとえば先ほど例に挙げたニンニクは古代文明のエジプトの時代から、つまり4000年くらいの歴史があり、いまだに世界中で使われています。

最後に、科学的に証明されている。例えば、ニンニクは有効成分が科学的にわかってきており、動物実験でも人における研究でも有効性がある程度証明されています。つまり、西洋医療的にみてもエビデンスレベルが高いということです。

この3つのすべてがそろえば「優」、2つであれば「良」、1つであれば「可」ということにしています。「優」であれば、たとえば西洋医療と併用しても、効果があることをほぼ信用できることになります。この「優・良・可」を「治療法の信用度」として、今回のご相談のお役に立つように、様々な治療、施術を評価していきたいと思います。

ミスター左脳　それは参考になりそうですね。ではもう一点、西洋医療とそれ以外の統合医療の使い分けはどのようにされているのですか。

ドクター統合　西洋医療と統合医療は、治療の方向性が正反対と言ってもいいので、現実の医療に合う適応基準を考えています。

私の経験では、治療は相手の状態を見てやらなければ必ず失敗します。体の弱っている人に強い西洋医療、たとえば抗がん剤や放射線治療を行うと、あっという間におかしくなり、果ては命を落とすこともあります。そういう事態を防ぐために私は現在、すべての治療法を季節にたとえてお伝えしています。すると、患者さんの状態にあわせての適応がわかりやすいのです。

たとえば、西洋医療は、季節でいうと「冬」のイメージになります。患者さんにとって西洋医療は、免疫力も落とす厳しい冬のような治療になります。そのため、よほど元気な人でないかぎり、冬である西洋医療のみを治療として行うことは望ましくありません。このような、それぞれの治療の特徴をみて患者さんの状態と組み合わせるやり方は、西洋医療のデータを取ってマニュアルに沿って一律に行うやり方とは全く違う発想になります。相手の状態とは、単なる採血などの検査データのみならず、生命力などの私の感じる患者さんの印象が大事だからです。

ミセス右脳　そのように分類していただくと、感覚的に分かるのでとてもありがたいです。

ドクター統合　どなたにも分かりやすいことが、とても大切ですからね。

さて、西洋医療が「冬」にたとえられるのだとすると、統合医療的なアプローチは、それ以外の季節になります。たとえば、マッサージは身体がゆるむので、「春」の治療になります。病気で弱っている人、ストレスで交感神経が優位になっている人には、このゆるめる春の治療を併用することが欠かせません。

断食は、適度のストレスで身体を強く活性化するので、夏の治療になります。適度なストレスを与えて目を覚まさせ、自然治癒力を高めるような治療です。ある程度の体力、気力があれば、最も体や心を活性化する治療になります。

スーパーフードのような、栄養素が豊富な食品で身体を元気にするのは、初秋や初夏といっていいでしょう。ニンニクはこれに当たります。玄米菜食のように、食べたらすぐに元気が出るわけではないけれど、長く続けることで根本的に体質を変える治療は、厳しい冬に耐える基盤をつくるという意味で、晩秋と言えるでしょう。

このような分け方で治療をみていくと、患者さんの状態にあわせてどれを組み合わせればいいのかがだんだんみえてきます。ここからは、この治療法の特徴に合わせた季節を「治療法の特性」としましょう。

西洋医療以外の治療法には副作用がほとんどないので、まずやってみて、体や気持ちがどう変化するかをみれば、続けるべきかどうかが自然にわかります。このような治療のオプションをたくさん持ち、病気になったら即座に適切なものを組み合わせて行うことが、その後の治療効果の成否を分けると私は感じています。

ミスター左脳　お話はなんとなくわかりますが、判断するのにその人の感覚が入りすぎて、すべての医師が同じようにできることではないような気がしますが……。

ドクター統合　そのとおりです。私が長年医療をやってきてわかった、きわめて大事なことがあります。それは、医療現場のように膨大な情報がとびかう世界で一番大事なのは、誰が発信している情報であるかということです。

先ほどお話ししたように、西洋医療のいうエビデンスレベルのみで治療法を判断するのは、目の前で困っている患者さんを助けるには、決して十分ではありません。私がそれよりも重視しているのは、その情報を発信している人間が人として信用できるかどうか、本気で患者さんによくなってほしいと思っているかどうかです。

信用できない人から発信された情報は、医学界でもよくありますが、私はそれらはすべてゴミと言ってもいいとすら思っています。一方で信用できる人が発信した情報は、実際に結果が良いことが多いし、信用できる人間は結果が伴わなければ必ず反省して改善するので、時がたてばたつほどさらに信用できる情報を発信するようになります。だから私は、有用な情報を得るためには、発信者が人間として信用できるかどうかを見抜く目が一番大切だと思います。

そういう意味では、私の治療法に関する判断をどう受け止められるかは、私を信用するかどうかにかかっているわけです。私は極端な左脳人間で（笑）、物事の質には相当こだわるので、誰が見ても明らかな事実しかお話しするつもりはありませんが、どの治療法を選ぶかは、患者さん自身がその医者、今日の場合は私を信用するかどうかにかかっているのではないでしょうか。

ミスター左脳　よくわかりました。ではこれから、先生のご経験やお持ちの情報をじっくり聞かせていただいてから、我々も考え判断していきたいと思います。

私も極端な左脳人間なので、お話が楽しみです。

第1章

食からの生活習慣病へのアプローチ

食の原則1　玄米菜食を主体にする

●生活習慣病の予防となる食生活とは

ドクター統合　統合医療のアプローチには「食」「身体」「心」の3つの柱があります。そこでまず、身近で取り組みやすい「食」について、自分で調べたり体験したり、食養の専門家と話し合うなどして7つの原則をまとめたので、それに沿ってお話ししていきますね。

最初の原則はこのようになります。

【原則1】信用度：優　特性：晩秋

体の中から出てくる生活習慣病（癌、心臓疾患、脳血管障害、認知症、糖尿病、自己免疫疾患等）の予防、治療は玄米菜食を主体にする。特に癌の場合はできるだけ有機無農薬の野菜ジュースを200cc以上毎日飲む。菜食は野菜ジュースのほか、生野菜と煮た野菜を主体にする。

ミセス右脳　そうなんですか！　父と主人は野菜よりもお肉が好きなので、野菜をすこしでも食べてもらおうと、肉と野菜を一緒に炒めてよく食べてもらっていました。玄米は子供のころは食べた記憶がありますが、さすがに今は献立には入れていません。

ドクター統合　それが今の日本の平均的な家庭の食事だろうと思います。そして残念ながら、そのような食事が、生活習慣病の増えた一因といってもいいでしょう。

まず、人は毎日様々な種類の組み合わせを変えたものを食べているので、科学的にどのような「食」がいいのかを証明するのは、かなり難しいと言えます。そのためか、食で健康を維持する、病気を改善することに関しては、様々な研究報告や本があり、なにが正しいのか本当に迷うところです。

そんな中で、私が一番信用できると感じたのは、米国の栄養学者で、栄養学のアインシュタインといわれているT・コリン・キャンベルの書いた本です。彼の書いた『葬られた「第二のマクガバン報告」』は、基礎から臨床までのおびただしい科学的な研究に基づいて結論を導き出しており、極めて説得力の高い結論を述べているように感じます。特に臨床研究においては、「チャイナプロジェクト」といって、かつて粗食であったためにとても健康的だった中国全土の中国人と、肉食中心で生活習慣病の多い米国人とを比べて、食と病気の関係を詳細に解析しています。

その膨大な研究の中で彼がたどりついた結論は、極めてシンプルです。それは、プラントベース（植物由来）のホールフード（未精製、未加工の食品）が生活習慣病を防ぐ、というものです。ホールフードに関しては、日本では玄米などがあります。ちなみに、白米は精製された食品になります。

もしお父さんが、肉主体の食事で野菜をあまり食べないのであれば、それは問題です。キャンベルは「動物性食品が多く、植物性食品の少ない食事の組み合わせは、アルツハイマー病のリスクを高めてしまう」と述べています。野菜をまったく食べない人と毎日食べる人を比べると、まったく野菜を食べない人は、アルツハイマー病の発病率が二倍以上多かったという調査結果もあります。認知症や脳卒中の予防には、植物性食品を多くとるべきだという結論になりますね。

「チャイナプロジェクト」は、脳の疾患のみならずさまざまな生活習慣病に関して調査をしています。結果の一部をご紹介すると以下のとおりです。

◆動物性タンパク質の摂取は、悪玉コレステロールの数値を上昇させることと関係していた。
　植物性タンパク質の摂取は、悪玉コレステロールの数値を減少させることと関係していた。
◆コレステロール値が低いことは、心臓病、ガン、そしてそのほかの欧米風の病気の罹患率が低いことと関連している。

◆動物性食品はきわめて深く乳がんと関係している。

◆食物繊維を豊富に取ることは、直腸や結腸のガンの罹患率が低いこととときわめて深く関係している。

これらの報告は、生活習慣病の予防のためには、植物性食品を極力摂取し、動物性食品の摂取を控えるようにすべきであるということを明白に示しました。

チャイナプロジェクトのみならず様々な研究から、キャンベルは、様々な生活習慣病に関して同様の結論を得ています。

たとえば、心臓病に関しては「飽和脂肪酸とコレステロール（動物性食品）を摂取すればするほど、心臓病になるリスクが増す」。乳がんに関しては「乳がんは体がエストロジェンにさらされていることが発症の大きな原因である」「動物タンパクや脂肪が少なく、未精製・未加工の植物性食品が多い食事はエストロジェン・レベルを下げる」。大腸がんについては「プラントベースでホールフードの食事は、劇的に大腸ガンの罹患率を低下させることができる」。前立腺がんについては「乳製品や肉を摂取することは前立腺ガンの重大な危険因子となる」などです。

このように、プラントベースのホールフードがほとんどの生活習慣病を予防もしくは改善できることを、キャンベルは膨大なデータを基に結論づけているのです。

ミスター左脳　なるほど、結論はシンプルですが、その背後にあるエビデンスは膨大にあるわけですね。彼の本以外で同じような結論を出した研究はありますか。

ドクター統合　世界中の食事の中で、様々な病気との関連で一番調べられてきたのは、地中海式食事です。地中海式料理とは、イタリアやスペインなどの地中海に面した国の人たちが伝統的に食べてきたものを意味します。食事の内容は、肉類や乳製品はあまり使わず、野菜、魚介類、オリーブ油、果物、ナッツ類、穀類を多用している食事になります。一方、北欧などの西欧式食事は、酪農が盛んな地域のため、肉類や乳製品を多くとります。

そんな地中海式食事と西欧式食事を比較した数多くの研究によると、地中海式に準じた食事を毎日摂っている人は、そうでない人に比べて、癌、心臓病、アルツハイマー病などの様々な生活習慣病の発症率が低く、その結果として死亡率が低いという共通した結論が出たのです。

ミセス右脳　米国でもヨーロッパでも、結論は同じなのですね。ところで日本食はどうなのでしょう。今は違いますが、昔はどちらかといえば中国の食事や地中海式食事に似ていたように思います。

ドクター統合　そのとおりです。この地中海料理と共通点が多いのが、実は昭和30年代頃までの日本食なのです。その頃の日本人は野菜や果物をたっぷり摂っており、魚介類の摂取も多く、乳製品や肉類は、今と違ってあまり摂取していませんでした。

魚の摂取は、野菜同様に脳の疾患を防ぐには有用です。たとえば、魚不足の食生活を続けると脳の働きが衰え、アルツハイマー病にかかるリスクが増加することが報告されています。特に青魚や鮭には、オメガ3系脂肪酸のDHA（ドコサヘキサエン酸）とEPA（エイコサペンタエン酸）が大変多く含まれているため、青魚や鮭の摂取不足は、認知症のみならず、生活習慣病の要因の一つとなっています。その理由は、DHAとEPAのようなオメガ3に属する脂肪酸は、脳機能の改善や生活習慣病の予防に役立つからです。

このことに関しては後で詳しくお話しするとして、日本食がなぜ認知症などの生活習慣病予防にいいのかを先にお伝えしますね。日本食の良さを最初に評価したのは、実は米国なのです。

ミスター左脳　それは意外ですね。肉と乳製品を好んで食べている国という印象ですが……。

ドクター統合　１９７０年代後半にマクガバンレポートというものが米国で発表されました。その当時米国では、医療はどんどん進歩しているにも関わらず、癌や心臓病、脳卒中で死ぬ人の数が増加傾向にありました。そのことに疑問を持ったフォード大統領が、上院議員のマクガバンに、その原因についての大規模な調査を依頼したときに発表されたのがマクガバンレポートです。

そのレポートの結論が、肉などの動物性食品を大量に摂っている米国人の食事が、癌や心臓病、脳卒中が増加した原因であり、歴史的にみて一番理想的な食事は、なんと江戸時代の日本食であるというものだったのです。

ミセス右脳　初めて聞きました。そんなレポートがあるなんて、ほとんどの日本人が知らないのではないでしょうか。あれだけ米国を追いかけているのに不思議ですね。

ドクター統合　私もそう思います。それから米国では、できるだけ野菜を食べるような指導を行った結果、癌による死亡率が１９９０年代半ばから減少に転じました。一方米国に理想だといわれた日本は、ご存知の通り、いまだに右肩上がりに癌の死亡率が増えているという皮肉な結果になっています。

食の世界には、「身土不二」という言葉があります。動物たちが、住んでいる場所にあるものを食べて世代をつないでいるように、人間も、住んでいる土地で伝統的に作られてきたものを食べることが健康にいいという意味です。そういった観点からみても、日本食を日本人が食べるのはとても大切なことなのではないでしょうか。その日本食の伝統が戦後すっかり途絶えてしまい、若い人が全く知らないということは、本当に憂慮すべき事態だと思います。

ミセス右脳　確かに、祖母は自宅で糠漬けをつくったりしていました。私も、忙しいとついついコンビニやファーストフードに頼って食事を済ませてしまったりするので、耳の痛いお話ですね。ところで、マクガバンが推奨した江戸時代の日本食は、具体的にはどんな食事なのですか。

ドクター統合　江戸時代の日本食は、基本的には白米ではなく玄米を食べていました。ところが、江戸中期から江戸の住民が白米を食べるようになって、その当時江戸病といわれた脚気にかかる人が多くでました。白米には胚芽がないため、胚芽に含まれているビタミンＢが摂取できなくなったことが脚気を誘発したのです。

江戸時代の日本食は、その玄米にプラスして、動物性の食品はほとんどとらず、野菜、魚、味噌汁などの発酵食品が食事の主体でした。外国から食料を輸入することがなかったので、まさしく身土不二の食事だったと言えます。夏に多くの雨が降るために米をつくりやすいこと、緑豊かで土壌の肥えた自然があり野菜をつくりやすいこと、周囲を海に囲まれていて魚が容易に手に入ることなどの日本の風土が、日本食をつくりあげたと思われます。

●栄養学的にも優れている玄米菜食

ミスター左脳　なるほど、栄養学の第一人者のキャンベル氏の主張と地中海式食事、そして米国で評価されている江戸時代の日本食の内容がほぼ一致しているので、玄米菜食がいいという原則になったわけですね。
それであれば疑いの余地はなさそうですが、栄養学的な根拠も知りたいところです。

ドクター統合　さすが、左脳人間ですね（笑）。

まず、玄米と白米を栄養学的に比較してみます。玄米には、でんぷん、油、タンパク、ビタミン類、ミネラルなど、人間が必要とするもののほぼすべてが含まれています。ビタミンだけでもB1、B2、B6、E、Kを含み、さらにリノール酸、リノレン酸、食物繊維、酵素など、人の体に必要な栄養素が豊富に含まれているのです。

一方、白米は玄米を精白したものですが、さきほどお話しした栄養素の95％を含む胚芽、つまり米ぬかがなくなるので、白米には5％しか残っていないことになります。白米は美味しいですから、江戸時代の人たちも白米を食べるようになったのでしょうが、まさに「うまい話には気を付けろ」ということですね。

ミスター左脳　うまいことをおっしゃいますね（笑）。では、玄米に不足しているものはないんですか。

ドクター統合　いや、ビタミンA、B12、Cは玄米では摂取できません。しかし、それに関しては、玄米にプラスして野菜、海草、豆腐、味噌汁を食べることで、すべての栄養素が間に合うことになります。つまり、玄米を中心とした日本食は、栄養バランスが非常にすぐれているので、少量ですべての栄養素がとれるのです。

私は、2年ほど前から一日一食は玄米を主食にしていますが、便通がよくなった実感があります。それは玄米の糠にふくまれる食物繊維が大きな要因です。この食物繊維は、胃腸を整え、便通をよくし、腸内の老廃物を排出し、腸内の働きを正常にしてくれる働きがあります。中でもへミセルロースという食物繊維は、有害物質を包み込む働きがあり、包み込まれた有害物質は便と一緒に排出されるようになっています。

ミセス右脳　なんだか玄米はいいことづくめですね。でも、玄米は硬くて噛むのが面倒なので、どうしても敬遠してしまいますね。何かと忙しくて、ゆっくり食事ができないことも多いですし……。

ドクター統合　うーん、それはそうですが、「噛む」ということは、実はすべての食事にとって一番大事なことで、よく噛むことが病気を予防するのです。特に玄米はよく噛まざるをえないので、それによる認知症予防などの脳にいい効果もあります。また、よく噛むと食事が唾液で膨らむので、あまり多くの量を食べる必要もなくなります。こういったことが病気の予防に大きなプラスになるのです。

しかし、ミセス右脳さんのおっしゃることもわかります。玄米は様々な炊き方が提唱されていますが、その中で一番柔らかくて食べやすいのが酵素玄米です。玄米を小豆と少量の塩で炊き、70度で３日ほど寝かせてから食べるというものです。

３日間置くことで、玄米に含まれているギャバのような酵素の働きが活性化するとともに、３日置くことで良い具合に水分が抜けてもちもちし、食べやすくなります。酵素玄米は胃腸の弱い方でも食べられるので、やや手間がかかりますが、一番おすすめといっていいでしょう。最近はその手間を省くために、酵素玄米用の炊飯器も売り出されているのですよ。

ミスター左脳　では、なぜ菜食がいいのかも教えてください。

ドクター統合　野菜は、ビタミンやミネラルが豊富に含まれるほか、ファイトケミカル（植物化学物質）と呼ばれる栄養素が多く含まれています。これらの栄養素は、抗酸化力が優れています。抗酸化力とは、癌や心臓疾患などの主な原因である活性酸素を無毒化する作用のことをいいます。抗酸化力の高いものを食べれば、健康につながるのです。

これらの栄養素の中で、動物性食品よりも野菜に多く含まれているのがファイトケミカルです。なぜ野菜に多いのかというと、その理由は意外なことに野菜が動物と違って動けないことにあります。

野菜は光合成を行うために太陽光を浴びる必要がありますが、太陽光に含まれる紫外線は、一日中同じ場所にあって移動ができない野菜に対して大量の活性酸素を発生させ、野菜に強いダメージを与える可能性があります。それに対抗するために、野菜が皮や葉の表面に作り出すのが、抗酸化作用にすぐれたファイトケミカルなのです。

また、やはり移動ができない状況で、野菜は虫などの害からも自分を守らなければなりません。そのためにもファイトケミカルは働きます。にんにくのファイトケミカルから発生する臭いにおいは、害虫から身を守るためといわれています。

抗酸化作用をもつファイトケミカルで、最も有名なのはポリフェノールでしょう。赤ワインに含まれるポリフェノールは、優れた抗酸化作用により血管内でコレステロールの酸化を防ぎます。フレンチパラドックスといわれる、フランス人が動物性脂肪を多く摂っても心臓病になりにくい理由のひとつは、ポリフェノールの作用だといわれています。

ファイトケミカルには、抗がん作用もあります。癌の発生には活性酸素が大きな役割を果たしているので、ファイトケミカルのもつ強い抗酸化作用が、癌の予防に効果的なのです。ファイトケミカルの抗がん作用は、抗酸化作用のみにとどまらず、発ガン物質の抑制作用、免疫増強作用にもかかわっています。

ミスター左脳　すごいなあ。野菜嫌いを改めないといけませんね。

ドクター統合　ぜひそうしてください。ただ、野菜を食べてファイトケミカルを有効に摂取するには、２つ注意点があります。

ひとつは、ファイトケミカルは野菜の皮の部分に多いので、できるだけ皮つきで野菜を食べることが推奨されます。そのためには無農薬栽培の野菜がいいでしょう。もうひとつは、ファイトケミカルをより多く取るには、野菜のスープを作ることです。野菜の茹で汁は、生の搾り汁の数百倍の抗酸化力があるという報告があるのです。

ミセス右脳　野菜のスープは冷凍して作り置きできるので、便利で嬉しいですね。生の野菜の栄養素はいかがでしょうか。

ドクター統合　生の野菜には酵素があり、これも脳を含む生活習慣病の予防に有効です。酵素はすべての人間の機能に関係している重要なものですが、一人ひとりの酵素製造能力には限りがあります。それなのに、食物酵素不足の食物を摂取すると、消化の段階で体は消化酵素をより多くつくって分泌しなければなりません。

限りある酵素製造能力の中で余分に消化酵素をつくらざるをえないため、病気を防いだり治したりする代謝酵素を作る量が減り、そのため病気になったり、その病気が治りにくくなったりするのです。生野菜はその点酵素を多く含んでいるので、病気の予防や治療に役立ちます。

病気の予防や治療には生野菜を多めに食べることで、なるべく多くの酵素を摂る必要があります。それには野菜のジュースをつくるのが良いのですが、しぼりたてでなければ酵素の効果は期待できません。また、48度以上になると酵素は失活するため、摩擦熱の少ない低速ジューサーで作ることが推奨されます。それから、生野菜ではありませんが、酵素を補給できる最適な食品が発酵食品です。日本では、味噌、納豆、しょうゆ、酢、漬物などが代表的ですね。

ミセス右脳　発酵食品が健康に良いことはよく耳にするので、積極的に摂ることにしようと思います。野菜の他の調理法、たとえば揚げたり炒めたりするのはどうなのですか。

ドクター統合　野菜だけではなくすべての食材は、１２０度以上の油で揚げると、アミノ酸のアスパラギンとブドウ糖や果糖が化学反応を起こして、アクリルアミドという発がん性物質に変化します。したがって揚げる、焼く、炒めるなどはなるべく避けて、煮る、蒸すなど１００度以下の調理法か、生で食べることが望ましいでしょう。

それから、野菜を食べることが脳の病気を含めた生活習慣病の予防にいい理由は、ファイトケミカルがもつ「抗酸化」や酵素の存在だけではありません。野菜が健康にいい理由は、３つの「抗」があるからだといわれています。

ミスター左脳　ひとつは「抗酸化」ですね。

ドクター統合　はい、残り2つの「抗」は「抗硬化」と「抗糖化」です。

「抗硬化」とは、認知症や脳血管障害を予防するために動脈硬化を進ませない作用を意味します。動脈硬化を予防するのによいとされる栄養素は、食物繊維、カリウム、マグネシウム、カルシウム、たんぱく質、β－カロチン、ビタミンCなどがあげられ、野菜はこれらの栄養素を豊富に含んでいます。

中でも、食物繊維は、実はかつてはどのような機能をもっているのかがわからなかったのですが、最近では第6の栄養素といわれるくらい、健康を維持するための重要性が認識されるようになってきました。

食物繊維には、腸内の余分なナトリウムを排出する働きがあり、それによって血圧を下げ、動脈硬化を予防する効果があります。また、胆汁酸を排出することで、肝臓の働きをよくし、コレステロールを減少させ、動脈硬化の予防に対して効果的に働きます。この作用については、後でお話ししますが、癌の予防にも役立ちます。

また、食物繊維の多い野菜を摂取することで、腸内のビフィズス菌や乳酸菌などの善玉菌を増やすことができます。善玉菌は、大腸菌やウェルシュ菌などの悪玉菌の産生を防ぎ、腸内環境を整え、免疫力を高めます。食物繊維を多く含む野菜としては、イモ類、豆類、ごぼう、オクラ、キャベツ、ニンジン、モロヘイヤなどがありますね。

ミセス右脳　もうひとつの「抗糖化」というのは初めて聞きました。

ドクター統合　糖化というのは、糖化反応、つまりタンパク質や脂質が糖と反応することです。すると、老化促進物質であるＡＧＥ（糖化最終生成物）を作り出してしまい、ＡＧＥがたまることで、体を構成するタンパク質が本来の役割を果たさなくなり、さまざまな生活習慣病につながるのです。

糖化を防ぐには、まず、食べ過ぎないことが大事です。そして、血糖値を急激に上昇させない食べ方を心がけます。血糖値を急激に上昇させないためには、どのようにすればいいかというと、ＧＩ（グリセミック・インデックス）値がより低い食品を選ぶようにします。

ミスター左脳　ＧＩ値？

ドクター統合　ＧＩ値とは、食品が体内で糖に変わって血糖値が上昇するスピードを数値化したものです（食品１００g当たり、ブドウ糖を１００とした場合の血糖上昇率）。ＧＩ値が高いものほど血糖値の上昇は速くなり、低いものほど血糖値はゆっくり上がります。ＧＩ値の低い食品としては、玄米（55）、雑穀米（55）、さつまいも（55）、大豆（30）などが挙げられます。野菜は全般的に低いのが特徴です。

ふだんの食事では、食べる順番も大事です。まず、ＧＩ値の低い野菜から食べ、次にタンパク質を多く含む肉や魚などを食べて、炭水化物のご飯やめん類は最後にします。

このように、野菜は3つの抗、つまり「抗酸化」「抗硬化」「抗糖化」により、玄米とともに生活習慣病の予防、改善に大きな威力を発揮するのです。

ミスター左脳　ここまで理屈がはっきりしていると、玄米と野菜を食べざるをえませんね。酵素玄米であれば柔らかいので、両親にすすめられそうですね。

食の原則2　肉、乳製品、砂糖、卵は控えめにする

●肉食が生活習慣病を引き起こす理由

ドクター統合　私の考える食の第二の原則は次のとおりです。

【原則2】信用度：優　特性：晩秋

肉、乳製品、砂糖、卵は少なめにする。特に癌などの生活習慣病の場合は極力摂らない。なお、卵に関しては、平飼いのものは週に1個であれば問題ない。また、運動をしていればもっと摂取してもよい。

ミセス右脳　私と母は甘いものが大好きで、白状すると、毎晩のように食後のデザートでアイスクリームやケーキを食べていました。完全に砂糖と乳製品の摂りすぎですね。

ミスター左脳　牛乳は身体にいいと聞いていたので、今はそれほどではありませんが、子供の頃は毎日飲んでいました。それに肉がだめとなると、活力が出ない気がします。

ドクター統合　まず、肉食がなぜよくないかということですが、これは、先ほどお話ししたマクガバンレポートやキャンベル博士のチャイナプロジェクトなどでも、はっきりとそのような結果が出ています。

イギリスの保健省やハーバード大学の、長期間にわたる万から十万単位の人たちへの大規模な調査研究でも、肉食と癌や心臓病などの生活習慣病との強い関連が指摘されています。

ミスター左脳　それはショックだなあ。肉食が生活習慣病を引き起こす理由を、ぜひ教えてほしいです。

ドクター統合　まず、植物性食品にはたっぷり含まれているファイトケミカルや食物繊維が、肉には全く含まれていません。つまり肉食をしていると、生活習慣病の予防に役立つ3つの「抗」の働きがほとんどないということになります。それどころか、肉には血管を詰まらせる飽和脂肪酸が非常に多く含まれており、生活習慣病を促進してしまいます。

また、肉食により悪玉コレステロールが増えます。悪玉というだけあって、免疫力を低下させます。

実は私たちの体内では、絶えず癌の芽ができているのですが、免疫の仕組みによって、すかさずその芽は摘まれています。なかでもマクロファージは、血流に乗って全身を見回りながら、NK（ナチュラル・キラー）細胞などとともに、ガンの芽をいち早く摘む役割を担っています。

ところが、動物性脂肪の過剰摂取によって酸化した悪玉コレステロールが増えると、マクロファージはその処理にかかりっきりになり、癌の芽を摘む余力がなくなってしまいます。そのため、発癌しやすくなったり、癌の転移や再発の危険が増したりするのです。

さらに、肉類は腸内で腐敗しやすく、腸内バランスが崩れて、大腸菌やウェルシュ菌といった悪玉菌が増えていきます。これらの悪玉菌は、インドールやアミンといった毒性物質を出し、大腸壁が刺激され、癌が発生、進行しやすくなります。それに加えて、動物性脂肪を摂取すると、それを分解・吸収するために肝臓から胆汁が分泌されます。これは一時胆汁酸といって無害なのですが、それが腸内に排出されると、腸内細菌に代謝されることで、二次胆汁酸となります。二次胆汁には発癌性があり、これが大腸癌の原因になるといわれています。

そして、最近ＷＨＯ（世界保健機関）が、肉、特にハムやベーコンなどの加工肉には、それ自体に発癌性物質が含まれていることを指摘して、食肉協会から大きな反発を受けたことでも肉に発癌性があることが有名になりました。そのひとつであるニトロソアミンは、たんぱく質と加工肉の発色剤によく使われる亜硝酸が反応して作られるため、特に発癌リスクが高いと考えられています。

さらに、危険性が高まるのは癌だけではありません。肉に含まれている燐《りん》酸や硫酸が血液を酸性にするので、これを中和するために歯や骨のカルシウムを溶かし、骨粗鬆症を誘発することもわかっています。

ミセス右脳　そこまで聞くと、料理に肉を使うのがはばかられる気がしてきました。少なくとも両親には、病気の進行を防ぐためにも、あまり使わないほうがいいのでしょうね。

ドクター統合　それがよいと思います。じゃあなぜ、ご主人を含めていまだに多くの人が、お肉を食べると活力が出ると信じているのかという点ですね。おそらく、ほとんどの人が野菜をたくさん食べた方がいいと知りながら、肉食をやめられずにいるのではないでしょうか。

　昔のヨーロッパでは、主に肉を食べていたのは戦士たちでした。つまり、戦士のような強いストレスに向き合っている人たちに、肉が好まれる理由があると思われます。肉食で尿酸が増え、それが闘争心につながるということもひとつの理由でしょう。肉のように多種類のアミノ酸を含む食の方が、戦うための筋肉がつきやすいということもあるでしょうね。

　しかし、現代の戦士といっていいアスリートたちが比較的短命である傾向を見ても、肉食中心の生活が寿命を縮める一因であることは明白です。

ミスター左脳　では、イヌイットはどうなんでしょう。彼らは野菜のほとんどない極北に住んでいるため、肉食しかしていません。それなのに、彼らが長寿なのはなぜなのでしょう。

ドクター統合　確かにそのとおりです。彼らのように酵素をたっぷり含んだ良質の生肉を食べていれば、肉も体にいいのかもしれません。しかし、日本人はイヌイットと食生活の習慣が歴史的に全く違います。身土不二からみると日本人の身体にはイヌイットの食生活はまずあわないでしょう。また、日本のように高温多湿な気候では、生肉はすぐに腐敗します。現実的には、イヌイットのような食生活は日本では危険でしょう。

ミスター左脳　そういえば、世界の自然が破壊された大きな原因は、家畜のえさを供給するために農地を広げていることから起こっていると聞いたことがあります。世界的な視野からいっても、肉食をどんどんすることは、地球にとってよくないのかもしれません。

ミセス右脳　肉食のために飼っている動物は、かつて平飼いでしたが、最近は安く供給するために、劣悪な環境と劣悪なえさで飼われているという話もありますね。そのような酷い環境で育ててまで動物の肉を食べるのは、心が痛みます。

ドクター統合　そういった情報を正しく把握しておくことも大切ですね。

ただ、食というものは、病気の時はともかく、ふだんはあまり原理主義になり過ぎるのはよろしくありません。たとえば、冬に体温を上げたいときや何かと戦う前には、良質の肉は有効な場合があります。原則さえ知っておけば、臨機応変にいくべきしょう。

ミスター左脳　そう言っていただけると、ずいぶん気が楽になります。私は今のところ健康なので、急に全く肉を食べないというのは難しい気がします。

●日本人が乳製品を摂取することの問題点

ミスター左脳　それにしても、気になるのは乳製品が駄目だという話です。私が子供の頃に聞いた話と180度違います。

ドクター統合　ほとんどの方が乳製品は健康に良いと思われているでしょうね。そんな乳製品の中でも、最も身近なのは牛乳だと思います。

戦後、戦争に負けたせいかもしれませんが、日本人の体格を米国人並みに向上させたいということで、学校の給食などで牛乳を飲むことが奨励されました。実際、牛乳を飲むことによって成長ホルモンが多く分泌されたためか、戦前に比べて日本人の体格は向上しました。ところが、牛乳を奨励した栄養大学の学長が、今はそれを後悔しているという話があります。なぜなら、牛乳を日本人が飲むことには、いろいろと問題があるからです。

まず身土不二の観点から見て、気候風土的に牛乳の生産にはあまり適さない日本で、牛乳を健康食品として飲むこと自体に無理があります。その証拠に、牛乳中に含まれる乳糖を分解する酵素を、牛乳を昔から飲んでいる米国人はおよそ90％、デンマーク人では98％ほどもの人が持っているのに対して、日本人はたった５％しか持っていません。

乳糖分解酵素がなければ乳糖をエネルギー源として利用できず、食品としてきわめて効率が悪いことになります。それでは、なんのために飲んでいるのかわかりません。私自身、子供の頃から牛乳を飲むとお腹の調子が悪くなり、学校給食以外で飲むことはありませんでした。

また、もっと根本的なことを言いますと、牛乳は牛の子どもが育つためのものであり、牛でさえ成牛になると牛乳は飲みません。ましてや異種である人間が、特に腸管が十分に成熟していない乳児期から牛乳を飲むことには、大きな危険が伴います。

新生児の消化管系の感染症は、人の初乳を与えることによって初めて効果的に予防し得るといわれています。新生児に初乳ではなく牛乳や粉ミルクを与えると、大腸菌の定着が起こり、病原性大腸菌性疾患や他の腸内細菌性疾患の危険が非常に高くなり、全身感染症も起こり易くなります。さらに、牛乳で育てられた子供は、アレルギー性疾患罹患率が高く、湿疹などは母乳で育てられた子供より7倍も高いといわれているのです。

ミスター左脳　牛乳のどの成分が問題なのでしょうか。

ドクター統合　牛乳に含まれるアレルギー反応をおこす成分は、カゼインというタンパク質だといわれています。カゼインは腸から吸収されにくい異種タンパクであるため、腐敗や異常吸収を起こしやすいからです。そのカゼインが、腸管が十分に成熟していない乳児期に腸管から血中に入ることで、アレルギーを起こすと推測されています。

さらに、牛乳はアレルギーのみでなく、前立腺ガンのリスクを高めることも報告されています。これは、牛乳のインスリンやインスリン様成長因子の分泌を刺激する作用が関係しているようです。インスリンやインスリン様成長因子は、癌の発育を促進するといわれています。キャンベル博士によれば、フィリピンの貧しい子ども達にアメリカの援助プログラムとして粉ミルクが与えたところ、粉ミルクを飲んでいた子供たちは、飲んでいない子供たちに比べて、肝臓ガンの発症率が高かったという調査結果もあります。

ミセス右脳　でも、牛乳が日本人の身体を大きくしたのは事実ですよね。これはいいことなのではないでしょうか。

ドクター統合　たしかに、牛乳が戦後の日本人の体格の向上に役立ったのは事実ですが、実はこれが曲者であると私は感じています。牛乳という歴史的に日本人が飲んでこなかったものを、若者に飲ませ促成栽培のように大きくしようとすることは不自然なことなのではないでしょうか。たとえば、野菜でも露地物の方が温室栽培より栄養価が高いように、日本人は伝統的に食べていた物で成長していかないと、不自然なことで成長したつけを大人になってから払うことになりかねません。この日本人にとって不自然な食生活が、最近生活習慣病が増えたことに大きく関わっているのははっきりしていると思います。

実は子供の頃、高校時代に全日本選手権で優勝した有名な相撲取りが、彼の強さの秘密は毎日牛乳を1リットル飲んでいることにあるという記事を読んで、なるほど牛乳は優れた食品なんだと思った記憶があります。ところが、その後彼は大成せず40代の若さで亡くなってしまいました。

なにかそのことが、牛乳を日常的に大量に飲むことを日本人は避けるべきだという警鐘のように私は感じます。少なくとも、癌などの生活習慣病をもつ人は、日常的に牛乳を飲むことや乳製品を食べることは、避けた方が無難でしょう。

砂糖・卵は控えめにする

ミセス右脳　私はお肉はいらないのですが、甘いものはどうしてもほしくなります。でも、お砂糖がはいったものものもだめなんですね。

ドクター統合　砂糖が健康によくないことはWHOも警告しています。世界的にみても、清涼飲料水のような砂糖入り飲料の摂取が、肥満や糖尿病の主因だからです。砂糖は先ほどお話ししたGIインデックスが高いため、大量に摂ると、血糖値が急上昇した後の急降下も激しくなり、血糖値を上げようとまたすぐに摂りたくなるなど、中毒性があるといわれています。頻繁に清涼飲料水を飲みたくなったり、甘い物を食べるのが止められないのはこのためだと考えられます。
また、砂糖は大量に摂ると、体に大切なカルシウム、ビタミンB1などのミネラルを奪い、心臓病、癌につながる可能性も指摘されています。砂糖もやはり、少なめにするべきでしょう。甘いものが欲しい時には、ハチミツやさつまいものようなものは問題ありませんので、それがいいのではないでしょうか。

ミセス右脳　甘いものと乳製品がだめだというのは間違いないとは思いますが、女性は男の人と違って、お酒などでストレスを解消することはあまりしませんし、やはり辛いですね。でも、母と私のデザートは、なるべくさつまいもなどに変えてみようと思います。
ところで、卵も身体にいいと言われてきたように思いますが、違うんでしょうか。

ドクター統合　卵に関してですが、やはり動物性タンパク質を含んでいるため、大量に摂るのは生活習慣病に結びつく可能性があります。
しかし、レシチンなどの健康にいい成分も含んでおり、平飼いの卵を週に1個くらいの少量であれば問題ないと思われます。かなり運動している人は、平飼いの卵であれば毎日食べてもいいのはないでしょうか。食は、常に運動とセットで考えるべきです。

食の原則3　発酵食品、海産物、きのこ類等を摂る

●味噌と納豆は日本人の食品の柱

ドクター統合　では続いて、原則3にいきます。

【原則3】信用度：優　特性：晩秋
発酵食品、海産物、きのこ類等を使った日本食を積極的に摂る。

ミセス右脳　食べることを控えないといけないものばかりが続いていたので、食べられるものが出てきて嬉しいです。それにしても、まさに身土不二ですね。

ドクター統合　結局そういうことです。日本食は認知症を含めた生活習慣病の予防に良いと言われており、実際日本人が主に日本食を食べていたころは、今ほど認知症の人はいませんでした。

その根幹となるのが先ほどまでお話してきた玄米菜食なのですが、それ以外で、日本食に含まれる他の食品について、それらがなぜ健康にいいのかをお話ししましょう。まず、最初は、日本食の最大の特徴であり長所でもある発酵食品についてですが、日本の発酵食品の代表選手としては、なんといっても味噌と納豆があげられると思います。

ミスター左脳　昔の人が、発酵させたものをつくって常食してきたということには、きっと大きな意味があるのでしょうね。大豆を丸ごと食べるよりは、味噌の方がなにか吸収されやすいような気がします。

ドクター統合　そのとおりです。大豆が発酵によって味噌になると、大豆たんぱく質が酵素によって加水分解されて約60％が水分に溶け、約30％がアミノ酸になります。炭水化物もブドウ糖になり、消化吸収されやすくなります。そのため、大豆そのものを食べるよりも、味噌で食べるほうが、栄養素が消化吸収されやすくなるわけです。

ミセス右脳　大豆と味噌では、栄養価が違うということですか。

ドクター統合　味噌は、大豆にはないアミノ酸やビタミン類が発酵によって大量に生成され、栄養価がさらに優れたものになっています。その中にはなんと、生命を維持するために不可欠な必須アミノ酸９種類がすべて含まれています。

それにプラスして、ビタミン（B１・B２・B６・B12・E・K・ナイアシン・葉酸・パントテン酸・ビオチン）、無機質（ナトリウム・カリウム・カルシウム・マグネシウム、リン・鉄・亜鉛・銅・ヨウ素・セレン・クロム・モリブデン）、一価不飽和脂肪酸、多価不飽和脂肪酸、食物繊維などが含まれています。その他、発酵により抗酸化力を高め老化を制御する物質、たとえばDDMPサポニンができますし、さらに、血圧を下げる物質、コレステロールを下げる物質も、味噌の中には含まれています。

こういった多くの成分によって、味噌は脳卒中や認知症、骨粗しょう症のような生活習慣病のリスクを下げてくれるのです。

ミセス右脳　お味噌は思っていた以上に、すごく栄養価が高いんですね。ただ、気になるのは昔、お味噌には塩がたくさん含まれているからあまり食べてはいけないと聞いたことがあるのですが、それは本当なのでしょうか。

ドクター統合　確かに昔は、日本人は塩分を摂りすぎており、味噌汁はその代表のように言われてきました。では、味噌汁にはどのくらいの塩分があるのでしょうか。味噌汁１００㎖中の塩分含有量は１％、つまり１ｇくらいといわれており、味噌汁の塩分は必ずしも多くはないのです。また、味噌汁を作るときに具をたっぷり入れれば、汁の量を減らすことができ、塩分の摂取も少なくなります。

塩分の摂り過ぎで問題になるのは、ナトリウムの過剰摂取が高血圧などの原因になるためですが、同時にカリウムを摂取すると、ナトリウムは体外に排泄されやすくなります。そのため、味噌汁の具にカリウムを多く含む緑黄色野菜や芋類、海藻類のワカメなどを組み合わせることで、ナトリウムの摂取を抑えることができます。さらに、同じ塩分量でも、食塩水そのものよりも、味噌から摂取する塩分のほうが血圧の上昇を抑えられることもわかってきました。

このように、塩分が多いから味噌汁を飲まないという考えは、健康を維持するという観点からは望ましくありません。

ミセス右脳　なるほど、やはり、お味噌は日本人の食品の柱と言ってもいい、とても優れた食品なのですね。ところで、先ほど先生がおっしゃったもうひとつの発酵食品の、納豆の栄養素はどういう点でいいのでしょうか。

ドクター統合　納豆は、煮た大豆を納豆菌で発酵させて作る食品です。味噌と同様、本来の大豆に含まれている栄養素に加え、発酵させることによりさらに別の栄養素が加わっています。まず挙げられるのは大豆イソフラボンで、コレステロールの増加を防ぎ、動脈硬化を予防する作用があります。

ついで、ミネラルがあります。たとえば、納豆にはカルシウムが含まれているので、骨を丈夫にしてくれます。また、マグネシウムも含まれているので、エネルギーの代謝を助け、動脈硬化を予防してくれます。さらに食物繊維が、これも先ほどお話したように生活習慣病を予防する効果があります。最後に、有名なナットウキナーゼがあります。これは納豆菌がつくり出す酵素であり、血液に含まれるフィブリンを分解して血液をサラサラにし、血栓を予防してくれます。

ミスター左脳　なるほど、納豆には様々な栄養素が含まれており、味噌同様、認知症や脳卒中を含む生活習慣病の予防にはとても有用な食品なんですね。今日から一家で納豆を毎日食べて、納豆のように粘り強く、病気に打ち勝っていきたくなりました（笑）。

健康に良い海のもの山のもの

ミセス右脳　海のものが多いのも日本食の特徴だと思いますが、これらが生活習慣病の予防にいいのはどういったところなのでしょうか。

ドクター統合　日本は周囲を海に囲まれており、朝食から魚などの海産物をとる習慣がありました。その海産物の中で、魚や、昆布やわかめなどの海草類が、なぜ認知症を含む生活習慣病の予防にいいのかをお話ししましょう。

イワシ、サバ、マグロなどの青魚や鮭には、オメガ３系の不飽和脂肪酸が多く含まれています。オメガ３不飽和脂肪酸の中で脳にいいものが、ＤＨＡ（ドコサヘキサエン酸）とＥＰＡ（エイコサペンタエン酸）であることは先ほどお話ししましたね。

もう少し詳しく言うと、ＤＨＡは、脳の神経細胞の情報伝達をスムーズに行えるように手助けします。また、脳の成長を助ける働きもあり、そのため学習能力や記憶能力をアップさせるのにプラスに働きます。この働きは、子供の成績向上だけではなく、認知症予防にも役立ちます。

一方ＥＰＡは、血小板が固まるのを防ぎ、血液をサラサラにします。また、血管の柔軟性を高め、血管を健康に保つ働きがあります。そのため、脳梗塞や心筋梗塞などを予防することにつながります。さらに、ＥＰＡは脳内の神経伝達物質であるセロトニンの活動にプラスに働くので、うつ病患者がＥＰＡの摂取をすると、徐々に精神を安定させることができるようになると報告されています。それを裏付ける話として、魚をよく食べている人ほど精神が安定している、魚をよく食べている国程うつ病患者が少ないということが報告されています。

ＤＨＡやＥＰＡは、人間が体内で作り出すことができない栄養素なので、食品から摂取する必要があります。そのため、魚を摂ることが、脳を含めた健康の維持に大事なのです。注意点として、ＤＨＡとＥＰＡは酸化しやすいので、抗酸化作用のある緑黄色野菜や柑橘類と組み合わせて、一緒に食べることがポイントになります。魚や野菜が中心の伝統的な日本食が、いかに健康に対してプラスに働く合理的な食事であるかということがわかりますね。

ミスター左脳　日本は資源がないので、脳を使うことで世界に伍していくべきだと私は考えていますが、そのためにも朝から魚を食べる日本食は最適なのですね。他の海のもの、たとえば朝食によく使われる海草類はいかがでしょうか。

ドクター統合　では海草類についてお話ししましょう。味噌汁のだしなどに、昆布がよく使われますね。昆布には独特のぬめりがありますが、その中には、アルギン酸など、天然の水溶性の食物繊維が含まれています。アルギン酸には、塩分を吸着させることで血圧を下げたり、血糖値を抑制したり、コレステロールを低下させる作用があり、そのため動脈硬化の予防に役立ちます。

また、昆布のうまみ成分はグルタミン酸で、脳の神経伝達成分にもなる脳の働きにプラスに働く成分です。さらに、脳の機能を妨げるアンモニアを無毒なグルタミンに変えたり、有害元素を体外に排出させる働きもあります。さらに昆布には、甲状腺ホルモンの主原料となるヨードも豊富に含まれています。甲状腺ホルモンは、細胞の代謝機能や自律神経をコントロールしている大事なホルモンです。甲状腺ホルモンは、適量が分泌されると、活力に満ちた安定した精神を保つのに役立ち、エネルギー代謝も促進され、脳や体の健康維持に役立ちます。

そして、日本人がよく味噌汁にいれる具が、わかめです。わかめにも、食物繊維が豊富に含まれています。わかめの食物繊維は、水に溶けないセルロースという不溶性の食物繊維と、水に溶ける先ほどお話ししたアルギン酸という水溶性の食物繊維があり、健康維持にプラスに働きます。

また、わかめやひじきなどの海草類は、ビタミンB12とカルシウムを豊富に含んでいます。ビタミンB12は、脳の神経細胞の働きを活発にして、記憶力と集中力を向上させる働きがあります。カルシウムは、骨粗鬆症、高血圧、大腸癌の予防に役立ち、神経をしずめて、イライラを防ぐ作用があります。乾燥したわかめを味噌汁に入れると簡単なので、私は毎日摂っています。

ミセス右脳　日本人は昔から食事で健康をうまく維持していたのですね。その知恵には感心するばかりです。では、きのこなどの山の物はいかがでしょうか。

ドクター統合　きのこ類については、我々がおそらく一番手軽でよく食べているしいたけについてお話ししましょうか。

まず、エリタデニンという成分がしいたけには含まれています。エリタデニンは血中のコレステロール量を低下させ血液をさらさらにし、動脈硬化の予防効果があります。しいたけの旨み成分はグアニル酸ですが、健康にいいことは昆布と同じです。さらに、しいたけにはビタミンＤが豊富に含まれています。ビタミンＤは、骨粗鬆症、糖尿病、癌を予防し、精神の安定にも効果的です。

βグルカンは、しいたけなどのキノコ類に含まれる多糖体ですが、免疫力を高めて癌細胞の発育を抑えるのみならず、コレステロール値を下げ、腸内環境を整え、生活習慣病の予防に役立ちます。レンチシンというしいたけの成分は、血液中の過剰な中性脂肪やコレステロールを体外へ排出し、やはり動脈硬化を予防します。最後に、しいたけには水に溶けにくい不溶性食物繊維が多く含まれ、これも健康維持につながります。

このように、しいたけにはさまざまな健康にいい有効成分が含まれており、昔から薬として中国では重宝されてきました。いわゆる医食同源ですね。しいたけも乾燥した物をもどすだけで簡単にさまざまな料理に使えますので、私も積極的に摂っています。

ミスター左脳　日本食が本当に体にいいことがわかりました。我が家もできるだけ日本食にすると、両親の病気の改善にも役立ちそうです。

●日本食以外で脳の健康にいい食品

ミセス右脳　日本食以外で脳の健康にいい、そして日本でもすぐ手に入る食品はありますか。

ドクター統合　ありますよ。主に外国でとれるもので、認知症のような脳の疾患予防にいいものとして、まず多くの報告があるのはナッツ類ですね。ナッツ類には、抗酸化物質が豊富に含まれており、認知症予防の効果があるといわています。抗酸化力が高いので、他の生活習慣病の予防にもなります。

そんなナッツ類の中でも、手に入りやすいのがクルミとアーモンドでしょう。クルミには、アルツハイマーの原因と言われているアミロイドβタンパクが集まるのを防ぎ、分解する働きがあります。また、エネルギー産生を助けるビタミンB1を含んでいるので、脳においても糖をエネルギーに変えて、脳の働きを活性化します。アーモンドは、やはり脳内に蓄積したアミロイドβタンパクの量を減らす効果があると報告されています。アーモンドの薄皮に抗酸化物質が含まれていますので、薄皮も一緒に食べるほうがいいようです。

他にも、チョコレートに含まれているカカオも、抗酸化物質であるカカオポリフェノールがあり、これが脳細胞を酸化させ損傷を与えようとする活性酸素を抑え、認知症の予防になります。ただし、カカオ70％以上のチョコレートが、そのための効果的な食べ物になります。よく売られているミルクチョコレートは乳製品を含んでおり、あまり健康にプラスにはならないようです。

ミセス右脳　私は甘いものが好きなのですが、ブラックチョコレートを食べるように心がけます。認知症になりかかっている父にも、毎日ナッツとブラックチョコレートを食べていただこうかしら。ところで、私は果物も好きなのですが、脳にいい果物はありますか。

ドクター統合　果物の中で脳にいいといわれているのは、生食やジュース加工の最適種として知られるコンコードブドウとベリー系全般です。コンコードブドウにはポリフェノールが含まれており、認知能力が上がると報告されています。

また、ベリー系は、記憶等の脳機能の改善に効果的ですが、その中でも特にブルーベリーは、アントシアニジン、プロアントシアニジン、タンニンなどの抗酸化、抗炎症作用を持つポリフェノールを豊富に含んでいます。これらは血液脳関門を越えて脳内に届き、神経細胞の酸化や炎症を防いでくれ、脳機能をよくします。もちろん、他の生活習慣病の予防にもなります。

ミセス右脳　日本食も好きですが、それだけではなくて、チョコレートや果物もいいとお聞きして、私でも無理なく、脳の健康にいい食生活が送れそうです。

食の原則４　食事から化学物質をできるだけ除く

●避けることの難しい化学物質の現状と新しい試み

ドクター統合　続いて第４の原則です。

【原則４】信用度：優　特性：晩秋
水も含めたすべての食事から化学物質をできるだけ除く。

ミスター左脳　食品添加物や農薬などの化学物質が食品中に入っていないほうがいいのはもちろんでしょうが、添加物を入れないと食べ物が腐りやすかったり、農薬を使わないと虫がついたりしていい食品ができないから使っているわけですよね。そういう意味では、ある程度の化学物質が食品に含まれているのは、コンビニなどができた今の時代には特にしかたがないのだろうと思っています。

それに、今お店で売られている物は、最低限の安全性は保証されていると信じて買っているのですが、そういう考え方は間違っていますか。

ドクター統合　流通経済が世界中に広がった現在、食品をできるだけ効率的に作る、長持ちさせるといった目的で、多くの種類の化学物質が食品の中に含まれるようになっています。その現状をふまえて、一般的にはまず毒性試験を行い、安全な化学物質と禁止すべき化学物質をわけているということになっています。

しかし、残念ながら、この毒性試験には様々な問題点があります。たとえば、毒性試験に使っている動物が多くの場合マウス、ラットなどであり、人間に近縁のものではないため、現在までの毒性検査法で無害とされていても、人間にとって本当に無害であるとは言い切れません。実際、過去には、毒性がないと認可されたにも関わらず、市場に出てから問題が発覚し、禁止される化学物質もありました。たとえば、私が小さい頃にはチクロという人工甘味料が多くの食品で使われていたのですが、発癌性や催奇形性を指摘され、禁止されたことがあります。

ミセス右脳　やはり、できるだけ化学物質の入っていない食品を買う必要があるのですね。ただ、難しいのは、化学物質は生産した後に食品に添加されるものだけではなくて、生産する段階で、農薬などの化学物質が入ってしまうということもありますよね。それについてはどう考えればいいのでしょうか。

ドクター統合　そうですね。生産する段階で入る化学物質の代表は、化学肥料と農薬でしょう。これらを使用することで、食品の質が悪くなっているのは事実です。

まず、化学肥料を使用することで、土壌のミネラルのバランスを崩し、土壌が酸性化したり固化したりして土壌中の微生物に悪影響を与え、地力を低下させます。地力が低下すると、その土壌から生ずる作物の病虫害に対する抵抗性が下がり、そのための農薬を使用せざるをえなくなる、ここから悪循環がはじまります。

まず、地力低下を補うために、更に多量の化学肥料を使うようになり、これがまたさらに多くの農薬の使用を招きます。そのために、害虫の天敵が減少し、害虫や病原菌は耐性を増し、より一層強力な農薬を頻繁に使わざるをえないということになります。このような強力な農薬の残留した食品が、人間の健康に悪影響を与えないわけがありません。

私はいつも有機無農薬野菜を売っている店で野菜を買っています。しかし、それが本当かどうかもわかりません。そのような作り方をしていても、周囲から農薬が飛んでくることもあるからです。

ミセス右脳　一体どうすればいいのでしょうか。

ドクター統合　有効で簡単なやり方の一つとしては、蒸気技術の専門家である平山一政さんが提唱する方法を使うことです。彼によると、50度のお湯で30秒から2分野菜を洗うことにより、表面の汚れや酸化脂質がよく落ちるとのことです。これによって多くの農薬が落ちますし、そればかりではなく野菜や果物がヒートショックを起こして気孔が開くため、鮮度がよみがえり、日持ちがグンとよくなり、アク、臭みが取れて、甘味、うまみがアップするのです。

ところで、この農業の悪循環を解決する試みとして、私が注目しているのが横堀幸一さんらが群馬県前橋市にあるひふみ農園赤城で行っている新しい農法です。

ミスター左脳　それはどういう農法なのですか。

ドクター統合　彼らは、山下昭治博士が発見したπウォーターを使って農業を行っています。πウォーターとは、人間や動物、植物などすべての生き物の細胞の内部にある生体水に限りなく近い水のことです。πウォーターの中には、2×10マイナス12乗モルという超微量の二価三価鉄塩が含まれています。この二価三価鉄塩は、生きている人間や植物にのみ含まれていて、死んだ動物の体内や枯れてしまった植物の中にはありません。

人間は日々の仕事や生活で活性酸素が発生して身体が酸化し、それが病気につながっていきます。πウォーターは、この二価三価鉄塩によって人間や動物、植物の酸化してしまった体を、元の酸化していない状態へと戻す還元作用を持っているのです。そのπウォーターを農業で使うことで、作物の正常な成長や再生能力を促進し、有害イオンや病原菌を阻止し、環境を浄化することにもつながっています。

ミスター左脳　うーん、理屈が難しすぎてわかりません。

ドクター統合　そうでしょうね。正直私も、πウォーターの理屈に関してはきちんと理解しているとはいえません（苦笑）。これは後からお話ししますが、波動にもかかわる作用で効果を出していると推測されるものなので、なかなか左脳的な理屈では説明できないのです。

しかし、このπウォーターを使った農業は、無農薬で栄養価の高いすばらしい農作物をつくっている、つまり今の農業の問題点を見事に解決しているのは事実です。私は臨床医で、理屈は何であれ病気の予防や治療に役立てば何でも使いたいというスタンスなので、健康にいい農作物をつくるひふみ農園は、これから日本にとって重要な存在になるのではないかと感じています。また πウォーターは生体水に近いので、副作用等も考えにくく安心です。

ミスター左脳　たしかに、生体水に近いものなら、安心であることは間違いなさそうです。そのπウォーターを用いた農業を詳しく教えてください。

ドクター統合　ひふみ農園赤城は、πウォーターを用いて、無農薬、無化学肥料、無畜産系肥料で野菜を育ててきました。具体的には、5平方メートルあたり200リットルのπウォーターをまくことで土の中に団粒ができ、耕盤層という硬い土の層が消え、水はけがよく保水性の高い理想的な土壌ができます。

ただし無農薬で無肥料栽培ではなかなか野菜が育たないので、栄養分としてπ化した腐葉土、π化した魚粉を使うと、植物があまり虫に食われずに勢いよく育ちます（図1）。化学肥料と動物性肥料を使っている通常の栽培では、虫が好物である窒素分を求めて集まってしまい、農薬をまかざるをえなくなるという悪循環になります。さらにこれらの肥料から硝酸態窒素という毒物が発生し、その汚染物が人体に入ると発がんに至る可能性があります。πシステムでつくったものは、硝酸態窒素を安全域まで落とす作用があり、食べても安全な野菜になっているのです。

図1

π資材を使用しなかったほうれん草

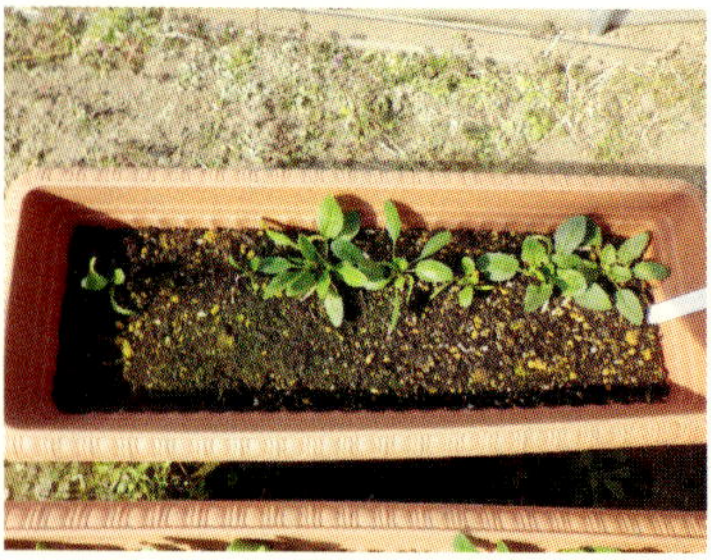

π資材を使用したほうれん草

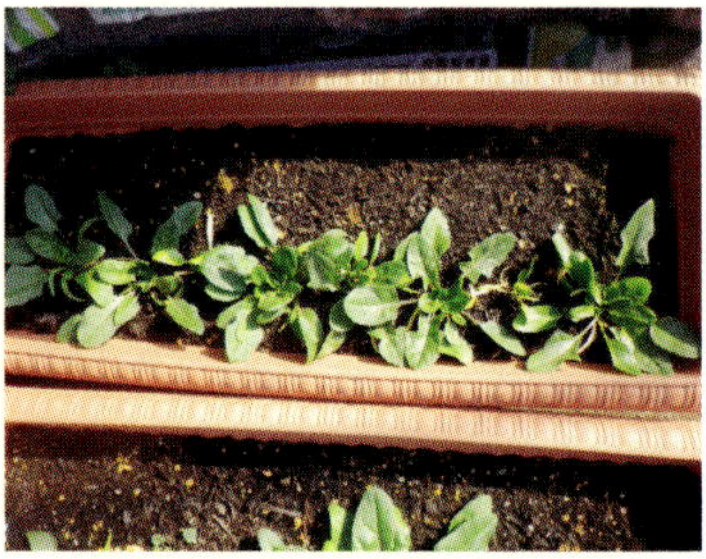

π資材を使うと右の写真のように無農薬でも勢いよく育ちます。

この πシステムでつくったひふみ農園の野菜と、化学肥料を使った市販の野菜を食べた後の、唾液の中の酸化還元の状態を比べたのが図２になります。ひふみ農園の野菜は還元状態が長時間保たれますが、市販の野菜は食後すぐに酸化の方向に向かいます。体にとって還元状態が保たれるということは、生活習慣病の元である活性酸素を除去する作用が強いということになり、健康を維持するのにプラスに働くということになります。

ミスター左脳　すごいですね。野菜が健康にいいという原則がありましたが、ここまではっきりしたデータをみせられると、野菜を選ぶときの大きな参考になりそうですね。

図2

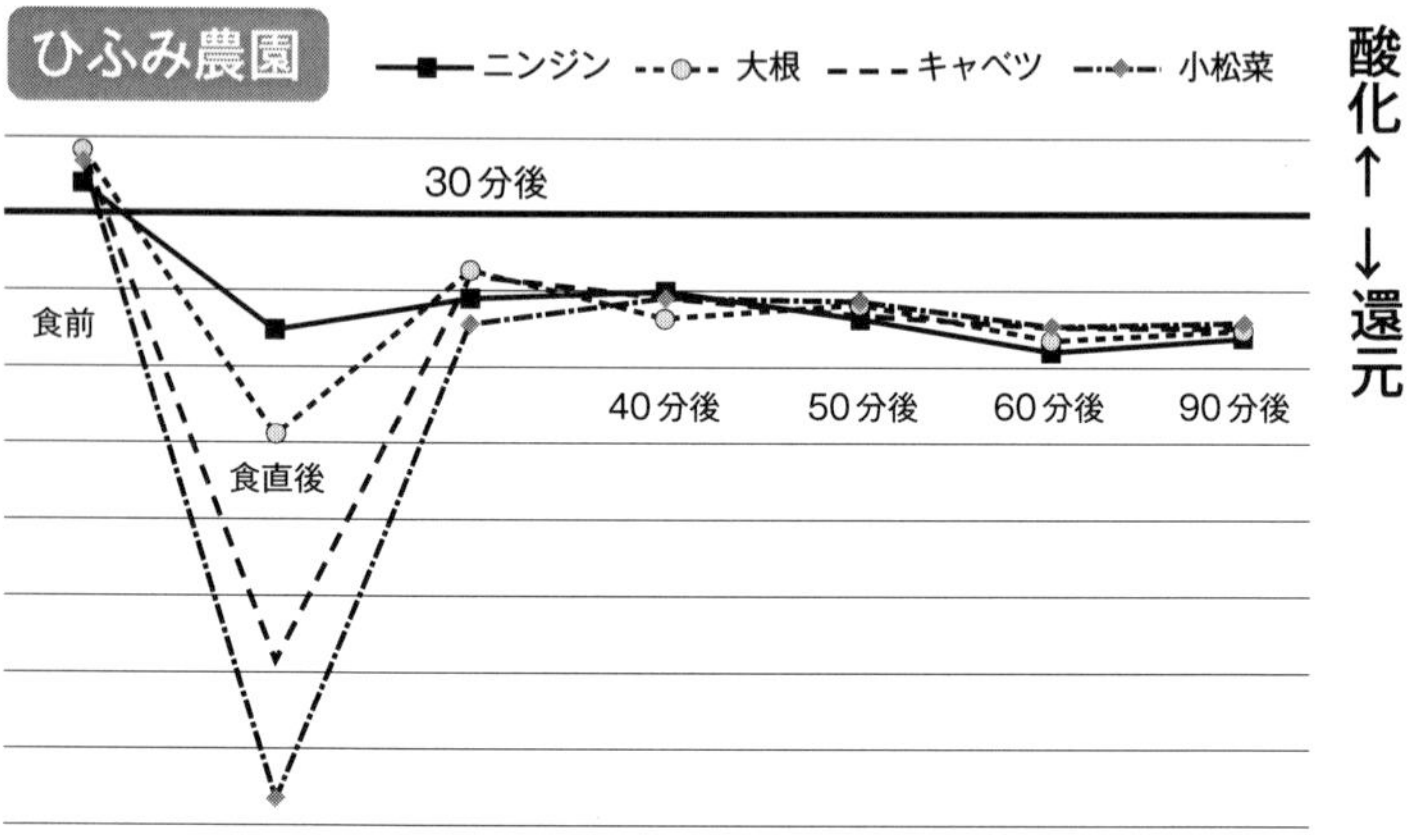

野菜	食前	食直後	30分後	40分後	50分後	60分後	90分後	食前比
ニンジン	48	10	18.5	20	13	4.5	8	-40
大 根	56.5	-17.5	25.5	13	16.5	7.5	10	-46.5
キャベツ	56.5	-76	24	18.5	14.5	11	11	-45.5
小松菜	53.5	-111.5	11.5	18.5	17.5	11.5	12	-41.5

「ひふみ野菜」の葉物類は食べた直後、大変強い還元作用を示した。根菜類も還元作用が長時間にわたり持続され、栄養価の高い野菜はマイナス電子を豊富に含んでいることを明確に示した。食前の平均値（+53.6）という酸化した状態から、90分後には40以上下がり（+10.3）、還元方向に進み続けている。

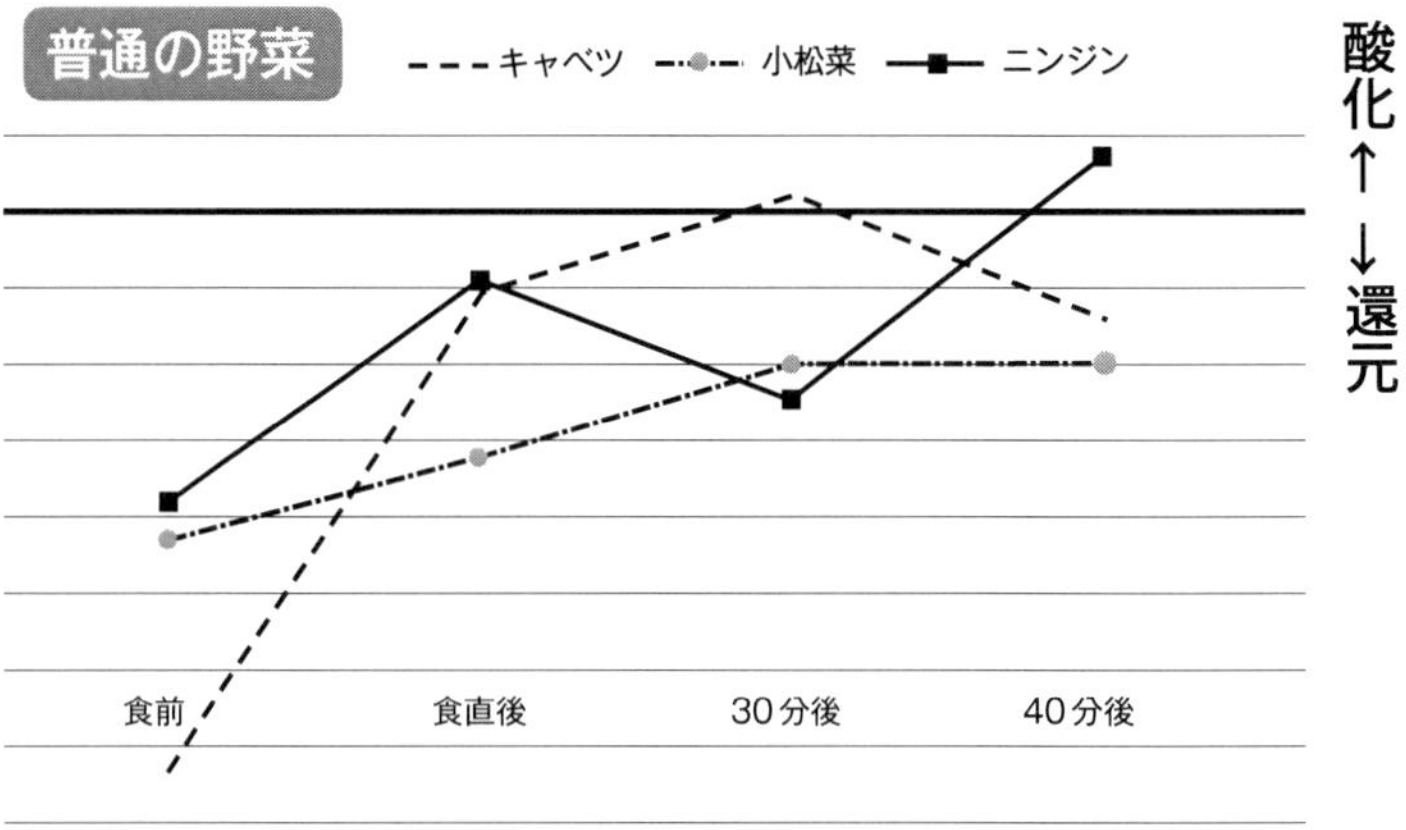

測　定	食 前	食直後	30分後	40分後	食前比
キャベツ	22	51	35	67	＋45
小 松 菜	17	28	40	40	＋23
ニンジン	－13	49	62	46	＋59

「普通の野菜」は、ほぼ一貫して酸化（老化）状態に向かい、40分後には平均+42.3という結果になり、慣行農法（農薬、化学肥料使用）で栽培された野菜は、食べると体が酸化することが証明された。

●本物の健康志向のサプリメントで補う

ドクター統合　さらに横堀さんらは、この安全な野菜から「πライフ（シリーズ）」というサプリメントを作っています。これを摂ることにより、特に都会に暮らしているとほぼ不可能な、新鮮な無農薬野菜を簡単に摂取することが可能になります。現在市販されているサプリのほとんどは化学物質が入っており、本当に健康にいいのか疑問符がつきます。一方、ひふみ農園が自然原料から作ったサプリの特徴は、「あまり安くない、作るのに時間がかかる、でも健康には良い」という本物の健康志向のサプリです。

ミセス右脳　正直ですね（笑）。でも、確かに健康にいい本物の食品は、手間がかかっているので、ものすごく安くはないでしょうが、そのぶん安心ですね。具体的にどのようなサプリがあるか教えていただけますか。

ドクター統合　正直だから、信頼できるんですね。彼らの作ったサプリのひとつが「πライフ　マルチビタミン」です。原料は、玄米・ニンジン・ジャガイモ・玉ねぎなどです。成分は、ビタミンA、ビタミンB1、ビタミンB2、ビタミンB6、葉酸、ビタミンC、ビタミンD、ビタミンE、パントテン酸、ナイアシン、ビオチン、ナトリウム、カリウム、カルシウム、鉄、銅、マグネシウム、リン、亜鉛、マンガン、クロムになります。

これらの豊富な栄養成分が、無農薬の新鮮な状態でサプリになっているので、服用することにより還元作用、つまり抗酸化作用が発揮されることになり、血流改善効果、デトックス効果、免疫機能の強化につながります。このサプリを飲んだ人たちからは、アトピー性皮膚炎や花粉症などのアレルギーが改善した、冷え症がよくなった、睡眠の質が上がった、下痢便秘がなくなった、薬の量が減った、風邪を引きにくくなった、足のつりがなくなったなどの感想があるようです。

もうひとつの「パイグレン」というサプリについてもお話ししましょう。このサプリの材料は「ムクナ豆」です。ムクナ豆は歴史が長く、インドの伝統的な医療であるアーユルヴェーダでは、元気になる豆として古くから利用されてきました。その栄養素は、炭水化物、タンパク質、脂質、各種ミネラルがあり、他の豆類と同等かそれ以上の豊富な栄養が含まれています。

このムクナ豆が特に有用なのは、アレロパシー、日本語でいうと他感作用といって、自身が放出する化学物質が、周囲の生物に阻害的あるいは促進的な何らかの作用を及ぼす点です。たとえば、ムクナ豆の栽培跡地は雑草の発生が著しく減少することや、トウモロコシの株の間にムクナを植えることで、トウモロコシの収穫量が増えることなどが証明されています。また、休耕地や不耕地などでのムクナ豆の栽培が、その土地を元気にすることもわかってきています。

また、適度な雨と気温さえあれば痩せた土地でも栽培可能なムクナ豆は、過酷な条件の貧困な農村地帯でも、他の植物には期待できない食糧の供給源となります。このように、ムクナ豆は収穫量の多さや栽培地を選ばないこと、豊かな栄養素を含むことなどから、中南米などの土地が貧しい地域で栽培が盛んになってきているのです。

さらに、ムクナ豆の特徴として、パーキンソン病の予防や改善にも役立ちます。パーキンソン病は、年を取って神経伝達物質であるドーパミンの生成量が減少するために、脳からの指令が筋肉に十分に届かず手が震えたり動かなくなることで、運動機能に障害が発生する病気です。それを治療するには、たとえば病院ではドーパミンの原材料であるLドーパを投与しますが、ムクナ豆にはLドーパが天然成分としてたっぷり含まれているため、これを食べることによって補給することができ、パーキンソン病の治療や予防に効果を発揮します。まさに医食同源といっていいでしょう。

それらのムクナ豆の利点をいかすためにつくられたのがパイグレンです。これを摂取することにより、上記の様々な栄養素を補給できるとともに脳内のドーパミンが増え、運動能力の維持、向上につながり、気持ちが前向きになったり、睡眠の質がよくなるなどの感想も出てきています。それに、このパイグレンもひふみ農園の野菜を使っているので、摂取した後の唾液を調べて還元作用が強いことが証明されています（図3）。この結果を見ても、このサプリが健康にとって強い味方になる可能性が高いことがわかりますね。

最後に、横堀さんらがつくった野菜スープ（篠浦式レドックス健康野菜スープ）についてお話しします。これはやはり無農薬のニンジン、タマネギ、南瓜をつかっており、ファイトケミカルが豊富に含まれています。そのためか、人の唾液の還元力をみると、これを飲むことでふつうの野菜スープにくらべて還元力が高く持続してつづいており、病気や老化を防ぐ力が強いことが示唆されています（図4）。

実際飲んでみてもおいしく、体にいいものは全く味が違うことが実感されます。最初に、食はエビデンスが難しいというお話をしましたが、この唾液の還元力をみるのは、たとえば採血などをして変化をみるよりも、人体にストレスを与えていない自然な状態で計測可能なので、本邦初といってもいいほどの食のエビデンスが出てきたように感じます。

図3

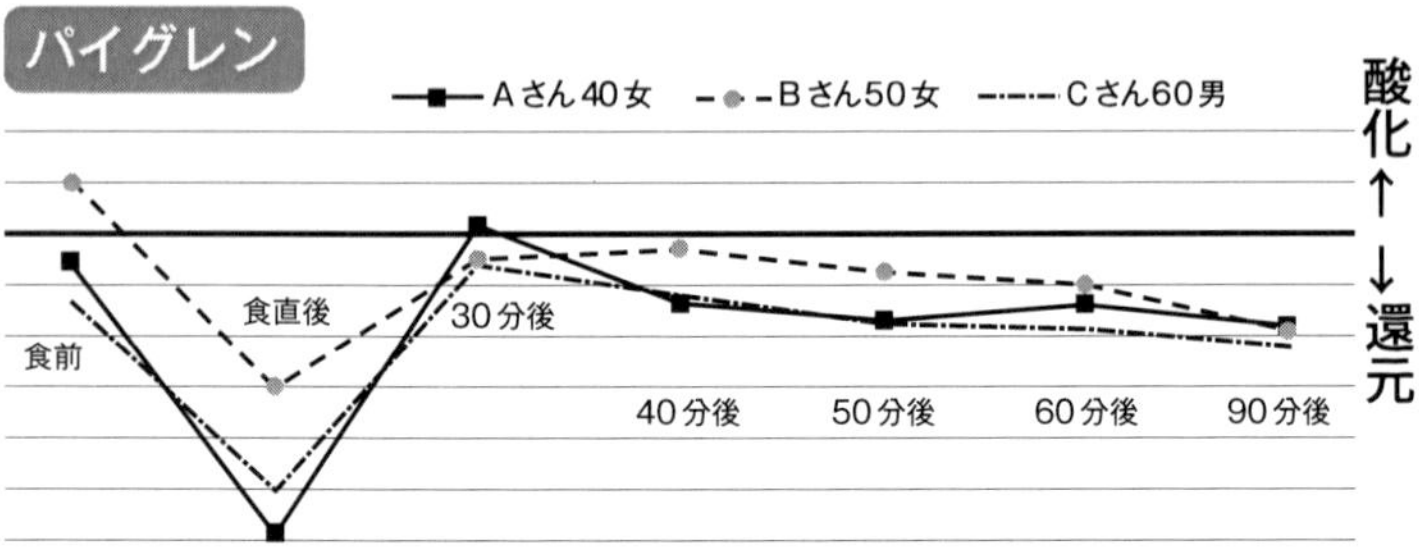

測 定	年代	性別	食前	食直後	30分後	40分後	50分後	60分後	90分後	食前比
Aさん	40	女	28	－78	42	12	5	11	3	－25
Bさん	50	女	58	－21	29	33	24	19	1	－57
Cさん	60	男	11	－61	27	15	4	2	－5	－16

・被験者はいずれも食直後に大きく還元方向に下がり（平均-85.6）その後いったん酸化方向に向かう場合もあったが、90分後には全員食前比で還元状態（平均-33）をキープしている。このことにより、アンチエイジング効果が長く続いているということがわかる。

・30分後いったん酸化方向に向かうのは、体が良い方向（還元＝アンチエイジング）に向かう前に、デトックスのような状態になるのではないかと考えられる。

図4

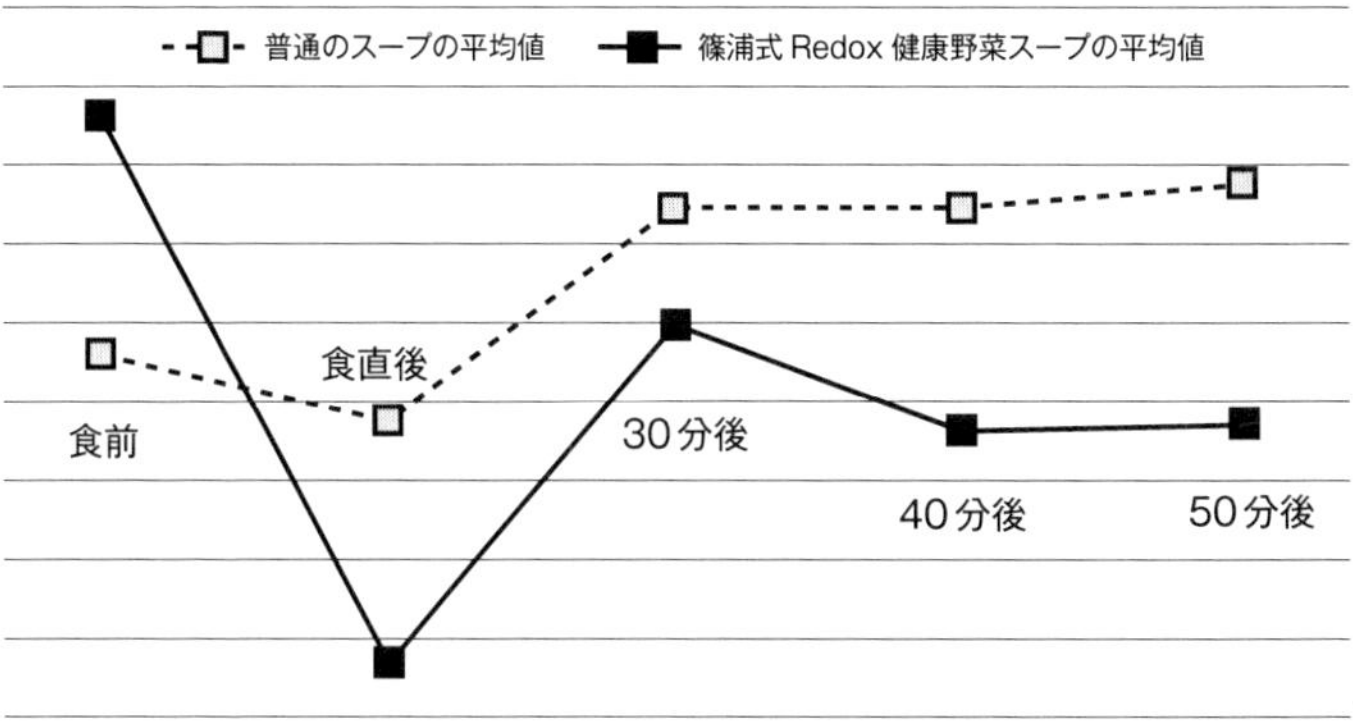

測　　定	食 前	食直後	30分後	40分後	50分後
普通のスープの平均値	16	7.5	34.5	34.5	37.5
篠浦式 Redox 健康野菜スープの平均値	46.2	- 23.2	19.6	6.2	6.8

・「篠浦式 Redox 健康野菜スープの平均値」（…線）は、酸化した状態（+46.2）から、-23.2 まで一気に下がり、その後も還元状態（+6 近辺）をキープしており、アンチエイジング効果が長く続いていることがわかる。

・「普通の野菜スープの平均値」（― 線）は、ほぼ良い還元の状態（+16）から直後に若干下がったものの、その後は一気に酸化（老化）状態に向かい、50 分後には+40 程度になった。

ミセス右脳　無農薬や化学肥料を使わない自然の物は還元力が強く、いかに体にいいかがよくわかりました。そういったものを摂るのが難しい時には、上手にサプリメントを使っていけばいいですね。

もうひとつお聞きしたいのは、ふだん料理をつくるとき、なかなか時間がなくて粉末出汁を使うのですが、さまざまな添加物が入っているようで心配になります。なにか食養の見地から見ておすすめのものはありますか。

ドクター統合　それでしたら「おいしいだし」（海のペプチド）というのがあります。これは、イワシ、カツオ、昆布、無臭ニンニク、キャッサバ由来澱粉のみを使い、化学的な処理は一切加えず、特殊な工程でアミノ酸を低分子状態のペプチドにしたものです。

簡単に使えますし、低脂肪で、塩分、糖分も添加されていないので、病気の人、アレルギー体質の人、赤ちゃんに安心して使える優れたものです。私も癌で食欲が落ちた方におすすめし、これを入れたおかゆをよく食べていらっしゃったことを経験しています。ある医院では、癌の患者さん全員の食事にこの出汁を加えて、成果をあげていると聞いたこともあります。また、これを使っている人の体験談で、アトピーや花粉症が改善した、血圧が下がったとの話もあります。私も、自分の作った野菜スープにこれを必ず入れて食べるようにしており、魚が頭からしっぽまでまるごと入っているせいか、味もいいのを感じます。

ミスター左脳　いろいろお聞きすると、世の中が便利になり、いつでも欲しいものを食べられるようになりましたが、そこに罠があるわけですね。

でも、その便利さの罠を乗り越える技術と良心が、今の日本にあることに安心しました。食も本物の情報が大事だという事ですね。

食の原則５　食事量を減らす

●断食は昔からある効果的な健康法

ドクター統合　次の原則は、これまでのものと特性が違います。

【原則5】信用度：優　特性：夏

食事量を減らす（断食をとりいれる）。

ミセス右脳　断食は最近、健康雑誌などでもよく特集されていますね。私たち主婦仲間でも、週末に郊外のきれいなリゾートホテルに泊まって断食をするのが流行っています。やはり、すごく調子がよくなるようですね。

ドクター統合　長い歴史においても、断食は健康にいいことがわかっているんですよ。聖書にはモーゼやキリストが断食をしたことが記載されていますし、メジャーな宗教はすべて断食を取り入れています。特に有名なのは、イスラム教のラマダンでしょう。宗教で断食を取り入れているのは、修行と言う意味あいもありますが、脳や体が活性化することも大きな理由になります。

日本においては、日本の食養生の開祖といわれている水野南北という観相家（人相をみる占い師）が、江戸時代に食事を制限する重要性を伊勢神宮で悟り、その後人の食事量をみることで、観相において的中率が上がったといわれています。彼は少食の人がいい運命をたどるということを繰り返し述べています。

ミスター左脳　会社でストレスがあると、帰りに唐揚げで一杯ということによくなりますが、逆効果ということになりますね（苦笑）。断食がいいのは知っていましたが、日常生活に取り入れることは考えていませんでした。断食で脳や体が活性化するとのお話ですが、なぜですか。

ドクター統合　実は断食は、脳や体に大きなストレスになります。このストレスに対する反発力が脳や体から起こり、自然治癒力を高め、さまざまな病気や症状を治す力として現れるのです。

これは、全身の細胞レベルでも起こります。細胞は厳しい環境になると、生き残るために、生命を維持するのに足を引っ張る物を分解し、排出します。これをオートファジー作用といいます。オートファジー作用は、日本語では自食作用のことで、生き残るために、自分自身の悪い物を食べてしまうという意味です。断食によりオートファジー作用が働き、コレステロールや腫瘍を分解することもあります。

ミスター左脳　「オートファジー」という言葉は、たしか2016年にノーベル賞をとった大隅先生の研究でよく耳にしたように思いますが、断食の効用にも関係しているのですね。

断食による分解の、具体的なメカニズムを教えていただけますか。

ドクター統合　生きていくためにはエネルギーが必要です。断食で食のエネルギーが入らなくなることで、最初にエネルギーとして使われるのは血糖、これがなくなると体内にあるグリコーゲンがエネルギーとして使われるようになります。それもなくなると、体内にある脂肪を燃やしてエネルギーにしようとし、それもなくなると今度は筋肉、そして最後には、脳や内臓などの大事な組織からエネルギーを得ようとします。この過程で、血管の壁にたまったコレステロールやアテロームなどの余分な物質が分解されるときに、腫瘍も分解されることがあるのです。

また、有害物質が体内に蓄積し、体脂肪に沈着すると、癌をはじめさまざまな病気を誘発します。しかし、体脂肪に沈着したこの有害物質も、断食によって、脂肪の分解とともに排泄させることができるようになります。

断食によって、消化管からも毒素や老廃物が排出されます。現代人のように過食気味であれば、腸の中に腐敗した老廃物がたくさんあり、そこからの毒素が血液に入り、果ては病気につながります。断食により消化、吸収をする必要がなくなるので、この老廃物を排泄することに集中することが可能になるのです。

このように、断食はストレスに対する反発作用によって余分なものを分解排泄し、自然治癒力が上がることが大きなメリットですが、それ以外の断食のメリットのひとつが、内臓を休ませることができることです。現代人は特に過食の傾向が強いので、消化管を休ませることで、様々な消化管の疾患が改善します。

さらに、酵素のお話をした時に出てきたとおり、消化酵素を使わないことで代謝酵素を作る余裕ができるので、体が健康を取り戻すための様々な反応をすることが可能になります。食事を少なくする方が体温も上がり、様々な代謝が活発になるのです。

ミスター左脳　ここでお聞きしただけでも、断食を生活に取り入れないという手はありませんね。では、断食が脳の活性化にいい理由を教えてください。

ドクター統合　断食を行うと、脳下垂体からストレスに強く対抗するホルモン、たとえばＡＣＴＨ（副腎皮質刺激ホルモン）が出て脳を活性化します。セロトニンの増加により、うつ病などの精神疾患の改善に効果があります。ＢＤＮＦ（脳由来神経栄養因子）が増え、新しいニューロンの形成、シナプスの発達、脳内の情報伝達が促進され、認知症やアルツハイマー、加齢による記憶力の低下、パーキンソン病などの予防にもつながります。

また断食中、脳への栄養素が絶たれると、脳はブドウ糖の代わりに脂肪が分解してできるケトン体をエネルギー源にします。脳内にケトン体が増えると、α波が出てリラックスしたり、感覚が鋭敏になり集中力がアップします。さらに、糖の他にケトン体というエネルギー源をもつことによって、脳はよりたくさんのエネルギーを得ることができるようになります。そのため、アルツハイマーの予防に効果があるといわれています。そして最後に、長寿遺伝子であるサーチュイン遺伝子を活性化させ認知症を予防します。

このように、断食による様々な脳への作用が、脳の活性化、脳の病気の予防や改善につながります。これらのことが、昔から宗教などが断食を取り入れてきたことにつながっているように感じます。最近は、ミセス右脳さんがおっしゃったように、女性の間でもプチ断食といって、断食を気軽に日常生活に取り入れたり、休みの日にリゾート地にいって短期間の断食をすることが流行しているようです。現代人は飽食で、なおかつストレスを多く抱えている人が大半ですから、たとえ短い期間であっても、断食は健康を保つために必要だと私は考えています。

ミスター左脳　なるほど、断食が脳にいいのは間違いないようですが、何か科学的な実験などはされているのでしょうか。

ドクター統合　動物実験でも、断食などの食事制限がいいことが報告されています。一日食事を与えたらその次の日は絶食するようにしたラットは、毎日食べさせたラットより長生きをします。マウスによる実験でも、お腹いっぱい食べたグループと、食事制限したグループでは、制限したほうがやはり長生きします。

さらに、ラット、ハムスター、マウスを使って、食事を制限する時期によって生存率がどのように変化するのかをみた実験があります。その結果、ラット、ハムスター、マウスすべてに共通して、食事制限しないでお腹いっぱい食べたグループが一番早死にし、二番目は一生食事を制限したグループ、最も長生きしたのは最初に寿命の三分の一の期間は自由に食べ、その後制限したグループでした。

この結果を人間にあてはめると時系列は逆になりますが、若いころは貧しい食事をして、年を取ると自由に食べるのがいいということになります。まさしく、戦争を経験した世代がそのような食事をしてきたわけであり、戦前生まれの彼らが年齢の割にかくしゃくとしてボケない人が多いのは、そのような食事をしてきたことが大きいのかもしれません。

ミスター左脳　寿命の三分の一というと、人間では30歳くらいまで粗食のほうがいいわけですね。

父は昭和18年生まれなので、食糧事情が豊かになったのが早すぎたのかもしれません。

●取り組みやすい簡単な断食

ミセス右脳　ところで、時間に余裕があり、どこかで指導を受けながら断食できる方は問題ないと思いますが、私のように普段働いていて、週末は家の片づけや料理をしなければならないような忙しい現代人が断食をするのには、どのようにすればいいのでしょうか。

ドクター統合　ひとつのやり方として、半日断食があります。半日断食とは、12時間から16時間の間食事をしない、ただしその間、野菜ジュースなどは飲んでも問題ないというきわめて簡単な断食です。

かつての日本人は、通常朝は食べずに農作業などをして、昼くらいに食べるのが常であり、半日断食は昔からやっていたごく普通のことといっていいでしょう。半日断食は、私のように働きながらでも可能です。私は週末を含めて週に4日間行っており、体調がいいこと、頭が働きやすくなったことを実感しています。

ミスター左脳　断食が特に効果的な病気というのはありますか。

ドクター統合　甲田光雄先生という食養の大家によりますと、半日断食を何回か繰り返すことで、さまざまな生活習慣病が改善したとのことです。この半日断食は、基本的に玄米菜食と一緒に行います。

具体的に挙げると、高脂血症、脂肪肝、高血圧、脳卒中、心臓病、糖尿病、癌、アトピー性皮膚炎、気管支ぜんそく、慢性のウィルス性肝炎、腎炎などの腎臓の疾患、膠原病（多発性硬化症、全身エリテマトーデス、ベーチェット病）、慢性疲労性症候群、心身症、慢性的な胃炎や腸炎、胃腸虚弱、胃潰瘍・十二指腸潰瘍、腰痛や肩こり、冷え症などに改善がみられるとのことで、生活習慣病のほとんどに効果があるようです。

最後に注意点ですが、60年くらい食養を病院で行ってきて、日本の食養のすべてを知っているといっても過言ではない児玉陽子先生によると、病気が重症の人は断食をしてはいけない、また、たとえ軽症の人も、食べ始めると食欲が出て症状が悪化する可能性があるので、性格によっては難しいケースがあるとのことです。

半日や一日の断食くらいであれば自分だけでやっても問題はありませんが、それ以上の本格的な断食は、経験の豊富な指導者のもとでやるべきでしょう。

ミセス右脳　断食がそれほど健康によく、またそんなに簡単にできるとは知りませんでした。週末にリゾートホテルに行かなくても、自分で簡単にできるのであれば、今週からやってみようかなと思います。考えてみれば、これほど家計を節約する食はないですしね（笑）。

食の原則6　スーパーフードをうまく活用する

●スーパーフードとは何か

ドクター統合　ついで、原則6についてお話ししましょう。

【原則6】信用度：優　特性：初秋もしくは晩秋
スーパーフードを併用して、食養法が長く続くようにする。

ミセス右脳　スーパーフードという言葉は最近よく耳にしますが、どのようなものをいうのでしょうか。それに、先生はどんなところに注目なさっているのですか。

ドクター統合　まず私がスーパーフードに注目している理由は、ここまでお話ししてきた食養、たとえば玄米菜食は、日本全国の病院で食養科がなくなった今、入院中には取り入れることができません。しかし、病気の初期から食養を西洋医療と併用することが大事だという原則に照らし合わせると、治療の最初から、また入院中も手軽に摂取可能なスーパーフードを用いることは、実用的できわめて重要なことだと考えるようになりました。

スーパーフードの、特に米国における一般的な定義は、このようなものです。

◆栄養バランスに優れ、一般的な食品より栄養価が高い食品である。または、ある一部の栄養・

健康成分が突出して多く含まれる食品である。
◆食歴が長く、何世紀、何十世紀にもわたって人々の健康に寄与してきた食品である。
◆人体に及ぼす可能性があるすべての問題が解明されており、その安全性が確保され、ほかの食品に比べて信頼がおけるもの。

これは米国でのスーパーフードの定義ですが、これから私がご紹介するスーパーフードは、この定義にプラスして、私自身もふだん摂っていて飲んでいて体調がよくなることを実感している、加えて周囲の人も同様の感想がある、ということも含めています。というのは、私は、まず自分自身で経験して、いい実感のあるもののみを患者さんにお勧めすることにしているからです。

また、私は医師をやっていますから、やはり健康に寄与するというだけではなくて、摂取することで患者さんの症状を改善するということに主眼を置いています。さらにもうひとつ付け加えれば、細胞や動物実験、臨床レベルで科学的に有効性が確認されていれば、もっと確信をもって患者さんにおすすめすることができますね。

スーパーフードに関して、何種類か臨床でも効果があることを確認していますので、順次お話ししていきたいと思います。

●スーパーフード1　ニンニク油

ドクター統合　まず、私が患者さんに最初にお勧めするのが、ニンニク油です。ニンニク油は、私の評価基準では「優」で特性は「初秋」にあたります。飲むと元気が出ますよ。

ミセス右脳　ニンニク油は当然ニンニクからつくるものですよね。簡単につくれたり安く手にはいったりするのでしょうか。そうであれば両親にも飲ませたいのですが。

ドクター統合　ニンニク油はニンニクから簡単に抽出できます。まず、スーパーフードは歴史が長いという定義がありましたが、ニンニク油のもとであるニンニクが薬用として使われてきた歴史は驚くほど古くからあります。古ければ古いほど世界中の多くの人に使われ、スーパーフードとして信用のおける食品ということになりますね。

ニンニクと人間の関わりはとても長く、古代エジプトにまでさかのぼります。紀元前3750年頃に建造されたと言われる王家の墓からは、ニンニクの粘土模型が発見されています。また、エジプトのピラミッドには、「ピラミッド建築にあたり、その労働者に大量のニンニクやタマネギ、ラディッシュを与えた。そして、その購入のために高額の銀が支払われた」という内容が象形文字で書かれているのを、ギリシャの歴史家・ヘロドトスが発見しています。

その後ニンニクは、地中海経由でギリシャに伝わりました。そして、古代ローマ時代には、遠征する兵士の「体力を維持する」「血のめぐりをよくする」「勇気を与える」野菜として欠かせない食材になっていきました。

さらに、ニンニクはシルクロードを通り、中国へと伝わりました。医食同源の考えを持つ中国では、ニンニクは他に類を見ないすばらしい薬がわりの食品として、予防医学や治療に使われました。そして、朝鮮半島を経由して、日本にも伝わったとされているのです。

ミスター左脳　すごいですね。では、ニンニク油とニンニクはどう違うのでしょうか。

ドクター統合　含まれている成分が違うんです。生ニンニクの健康増進作用となる成分はアリシン、ニンニク油のそれはアホエンといいます。

アリシンは、ニンニクを傷つけた時に防衛反応で出る匂いの元であり、抗菌効果やビタミンB1を吸収しやすくする作用などがあります。ニンニク油に含まれるアホエンは、ニンニクを切ったりすり下ろしたものを、植物油やアルコールに漬けこむことで、はじめて生成されます。

アホエンは、アリシンに比べると安定した成分です。アリシンは20℃で20時間保持するとほぼ分解されます。そのためアリシンを有効に取り入れたい場合には、食べるたびに切ったりすり下ろしたりしなければなりません。一方アホエンは、ゼラチンを原料にソフトカプセル化したものを25℃で一年間保管しても、減少は20％にとどまるほど安定したものなのです。

このように、アホエンを含むニンニク油は、保存性に優れていて、かつ取り扱いが容易です。そんなアホエンの生理機能には、血小板凝集抑制作用、肝障害に対する保護効果、抗菌作用、抗腫瘍作用などがあります。

ミセス右脳　それは重宝ですね。ぜひ、家庭での作り方を教えてください。

ドクター統合　まず、ニンニク油を作るのに必要な材料は、ニンニク3片とオリーブオイル150

ccの２つだけです。オリーブオイル以外にアルコール、ココナッツオイルもアホエンを引き出すのに適していますが、扱いやすさ、手軽さ、価格などを比較してみた上で、私はオリーブオイルをお勧めしています。

オリーブオイルには、ごま、サフラワー、ひまわり、とうもろこし、マーガリンなどの植物性油と比べて、非常に多くのオレイン酸が含まれています。オレイン酸は安定性にすぐれ、酸化しにくいだけでなく、血液の中にある悪玉コレステロールを取り除く効果があります。このことによって、動脈硬化、心臓病、高血圧などの生活習慣病予防が期待できます。

さらに、オリーブオイルにはビタミンA、K、E、特にEが豊富に含まれています。ビタミンEは抗酸化作用があるため、体内脂質の酸化を防ぎ、老化と関連する疾病予防も期待できるのです。比較的安価でどこでも手に入りやすい食品ですので、ニンニク油の習慣を長く続けるには最適でしょう。

では、ニンニク油を作る作業過程を簡単に説明しましょう。

《1》ニンニクの皮をむく。

《2》ニンニクをきざむ、またはすりおろす。すりおろすほうがより好ましい。

《3》オリーブオイルをあたためる。50度くらいが一番いい。
《4》オリーブオイルの中に２で作ったニンニクを入れる。
《5》しばらくそのままおいておく。（3〜12時間）
《6》ニンニクをこして出来上がり

ここで注意しなくてはいけないのが、アホエンは１００℃で壊れてしまうという特性です。そのためニンニク油は、味噌汁に入れたり、パンに塗ったり、サラダにかけたり、直接飲むようにしてください。ちなみに、私は朝、直接スプーンで4〜8杯飲んでいます。

ミスター左脳　ニンニク油は脳にとってもいい効果があるのでしょうか。父の病気に有効かどうか知りたいのです。

ドクター統合　ではニンニク油の脳に対する効果に関してお話ししましょう。
お父さんのご病気がご心配とのことですが、ニンニク油には記憶力アップや認知症改善作用があるので、ぜひともおすすめします。

人間の脳内では、多くの神経細胞がネットワークを作り、さまざまな神経伝達物質によって膨大な情報を伝え活動しています。その神経伝達物質の中でも、アセチルコリンは最も重要なもののひとつです。

アルツハイマー病で亡くなった方の脳を調べたところ、このアセチルコリンが少なくなっているのが明らかになりました。アセチルコリンは、アセチルコリンエステラーゼよって分解されることで、その機能が低下します。しかし、ニンニク油に含まれるアホエンは、アセチルコリンエステラーゼの働きを阻害する効果があります。つまり、ニンニク油を摂取することでアセチルコリンが増え、脳の中で情報の伝達がスムーズに行われるようになり、ボケ防止やボケの進行を遅らせるのに効果があるのです。

また、脳の組織や細胞は、毛細血管から酸素や糖を受け取り活動しています。ニンニクには、毛細血管の血流や微小な血液循環を良くする作用があるため、ニンニク油を摂取することで、脳の神経活動が活発化し、記憶力アップにもつながるのです。

さらに、脳卒中予防や脳梗塞の改善効果もあります。脳卒中が起きる原因はいくつか考えられますが、その一つとして生体内に生成する過酸化物の悪影響があげられます。ニンニク油には過酸化物を抑制する力があるため、脳卒中の発生を抑えられるのです。

最後にこれは私の臨床経験になるのですが、脳腫瘍に対しても治療効果を増強します。そのため私は、手術の前後に患者さんにニンニク油をおすすめしています。その効果の一つは感染予防であり、抗生剤と併用することにより抗菌作用が増強されます。

ちなみに、私がおすすめしてニンニク油を併用した患者さんに関しては、今のところ手術後の感染は一例もありません。ただ、最近あまりに忙しすぎて、一人だけおすすめするのを忘れていて、感染を起こした痛恨の一例があります。もちろん回復されましたが、大変反省しました。また、脳機能の改善作用もあるので、術後の症状の回復にいい効果を感じています。

ニンニク油は、脳に対してだけではなく、身体の健康に関しても様々な効果があります。癌の予防、高血圧の改善、コレステロールを下げる、痛風の予防などがあり、これほど安価で効果のあるスーパーフードを私は知りません。まず何を置いても私が患者さんにおすすめするのがこのニンニク油なのはそのためなのです。

ミセス右脳　本当にすごいですね。安いし簡単だし、早速明日から作って、両親はもちろん、家族みんなで飲めばいいですね。

●スーパーフード2　ノニジュース

ドクター統合　続いて、ノニジュースという、熱帯地方が原産の果物からとったジュースについてお話しします。これは私の評価では「優」で特性は「初秋」になります。

私は毎朝起きた時に、これを30ccほど飲んでいますが、飲んだ直後から体に熱いものが広がり、脳が覚醒するように感じます。

ミセス右脳　聞いたことがないですね。

ドクター統合　ノニジュースは、日本ではあまりなじみがないかもしれませんがニンニクと同様に歴史が長く、ポリネシア地方の島々では、ノニの効能が紀元前から知られていて、二千年に渡って病を治す奇跡のフルーツとして愛用されてきました。

このノニジュースに関しても、様々な医学的な研究がなされています。有効成分としては、ビタミン、ミネラル、酵素、アミノ酸など140種類以上の、驚くほど多彩な栄養素が含まれており、これが奇跡のフルーツと言わしめる要因になっています。

まず、ヒトの体内では合成されない必須アミノ酸が9種類ありますが、そのうちノニジュースは、トリプトファンを除く8種の必須アミノ酸を含んでおり、それぞれの含有量も豊富です。また、ノニジュースに含まれるイリドイド配糖体は抗酸化作用が高く、活性酸素による細胞の酸化、すなわち老化を防ぐ働きがあることが知られています。太陽光線の強い熱帯地方で自生するノニには、太陽の強い紫外線から身を守る物質がどうしても体内に必要です。その一つが、活性酸素の働きを阻害するイリドイド配糖体なのです。

さらに、ノニジュースに含まれるスコポレチンに血管の若返り作用があるといわれています。スコポレチンは、植物一般に広く存在するクマリンという香り成分で、ポリフェノールに分類される、やはり抗酸化物質の一種です。最近の研究で、このスコポレチンには、血管を拡張し柔らかくするという働きがあることがわかってきています。収縮した血管が押し広げられることで、血圧が下がって高血圧が緩和されるわけです。

最後に、ノニジュースには中鎖脂肪酸も含まれています。中鎖脂肪酸は、鎖の長さが短いので、脂肪組織に蓄積されることなく、肝臓で代謝しやすい形に分解され、エネルギーとして消費されます。また、中鎖脂肪酸からケトン体ができるので、糖を利用できなくなったアルツハイマー病の脳を、よりよく働かせることにつながります。

これらの有効成分により、さまざまな脳にいい効果があります。ネズミを使った動物実験において、アルツハイマー病の発症に大きく関わる、ベータアミロイドによる認知障害を予防すること、脳梗塞に起因する神経障害を予防すること、神経伝達物質であるアセチルコリンや脳の血流を増やして記憶を改善すること、などが報告されています。また、ノニジュースには、神経伝達物質セロトニンに働きかけて、気分を爽快にしたり心の活力を増す物質が含まれており、うつ病の治療効果が期待されます。

ノニジュースには、脳への良い作用ばかりではなく、高血圧の改善、体内エネルギーの増加、炎症の抑制、抗菌作用、痛みをやわらげる作用、癌の予防もしくは増大を防ぐ作用などがみられます。実は、抗がん剤の副作用を減らし、作用を増強することも報告されており、このことがノニジュースを病気の初期から抗がん剤と併用すると、効果があるひとつの理由になっていると私は考えています。

食品の中で、脳神経の保護作用と抗癌作用が、動物実験においてわかっているのは、ニンニク油の有効成分であるアホエンとノニジュースの2つです。そこで私は、私のかかわっている脳腫瘍の初期治療において、ニンニク油、ノニジュース、インターナチュラルを西洋医療と併用して服用することをおすすめしており、余命一年という厳しい状態の悪性脳腫瘍の患者さんが、2〜

３年たっても再発がない、コントロールできているという症例が数例あります。

ミスター左脳　インターナチュラルというのは？

ドクター統合　インターナチュラルは、インターフェロンを発見した小島保彦博士が、様々な食品や生薬を調べて、その中で一番体内からインターフェロンがでる５つのもの、つまり紫ウコン、南瓜種子、トウモロコシ花柱、ケイヒ、ハトムギを組み合わせたものであり、これが脳腫瘍に対する抗腫瘍効果にかかわるのではないかと私は考えています。

これに対する私の評価は「良」で特性は「晩秋」になります。最近、アルツハイマー病の治療にインターフェロンが有効であるという報告もあり、この組み合わせは悪性脳腫瘍のみならず、認知症などの脳の疾患にも有効である可能性があります。

ミスター左脳　そうですか。それらの３つの組み合わせが、悪性の脳腫瘍の治療にプラスに働く可能性があるということですね。あまりお金がかかるわけでもないし、命が助かる可能性があるのであれば、最初からこれらを使うことは手軽でいいことのように思いますね。

●スーパーフード3　レッドクローバーをベースにしたハーブ茶

ドクター統合　次に、私が毎日愛飲しているハーブ茶である、ジェイソン・ウィンターズという人が開発し、レッドクローバーをメインに3種類のハーブをブレンドしたハーブ茶があります。これに対する私の評価は「良」で特性は「春」になります。

このお茶を飲むと、疲れがとれて、リラックスできるので、私は昼食後に疲れをとるために毎日欠かさず飲んでいます。美味しくて飲みやすいのがよいですね。このハーブ茶を愛飲している人の症状で一番改善する症状は、便秘だといわれています。

そして最近、明らかになったのが、ボランティアの皆さんにこのハーブ茶を半年間飲んでいただいて、脳血流の変化を測ったところ、驚くべきことに17名中15名の脳の血流が改善し、しかも視床下部の血流が17名中16名で改善するという結果が得られたのです（図5）。

これはおそらく、このハーブ茶が消化管の血流を上げ、その結果自律神経の中枢である視床下部の血流を上げ、それによって気持ちがリラックスしたり、便秘がなおったりするものと推測されます。

図５

①　41歳男性

2016年２月　　2016年８月

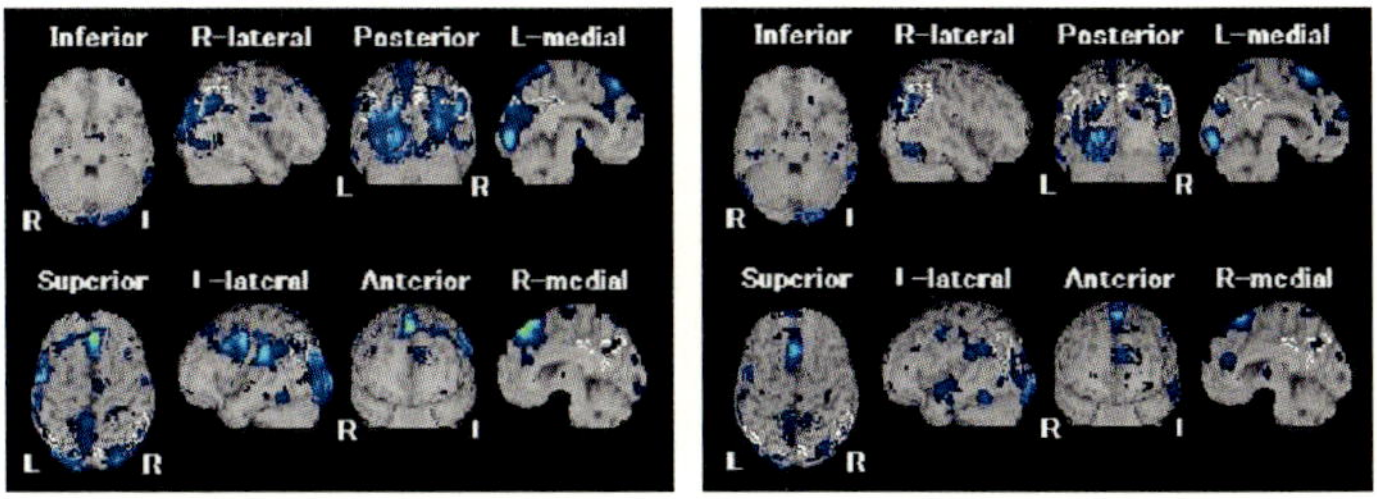

３杯を半年服用し、手足のむくみがない、頭がすっきりして次の日が起きやすい、身体の匂いが減った気がするとの感想あり。２月に比べて、８月は明らかに脳血流の低下した青い部分が減少した。

②　59歳女性

2016年２月　　2016年８月

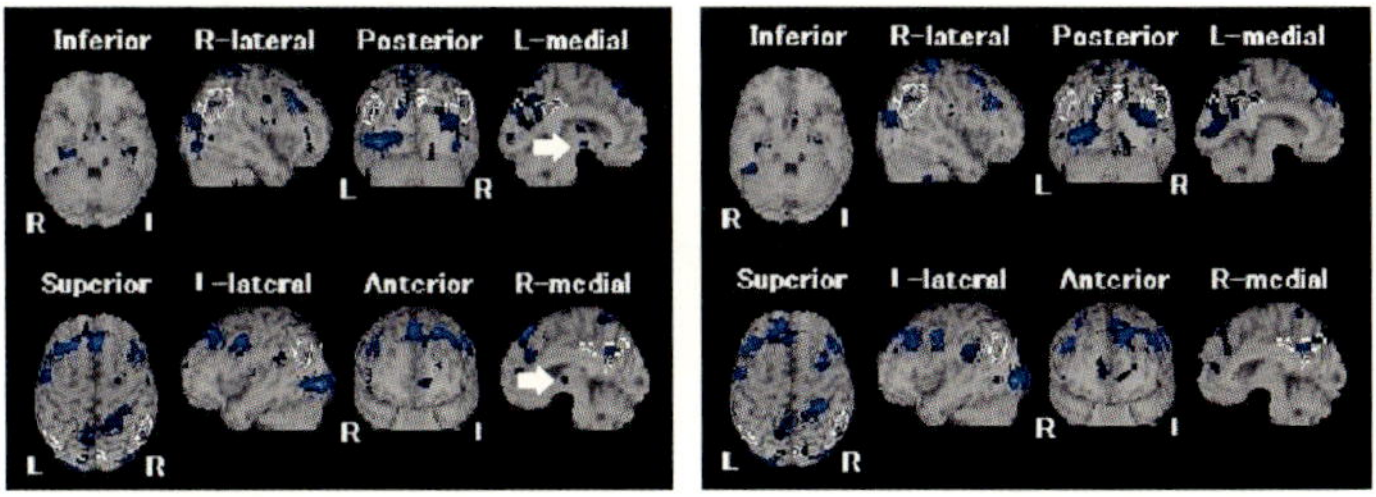

３杯を半年服用し、人の名前が出やすい、鬱の症状が改善、行事があっても心配にならないとの感想あり。左の図（２月）白い矢印の視床下部で血流の落ちている場所が右の図（８月）では改善している。

③　37歳女性

2016年２月　　2016年８月

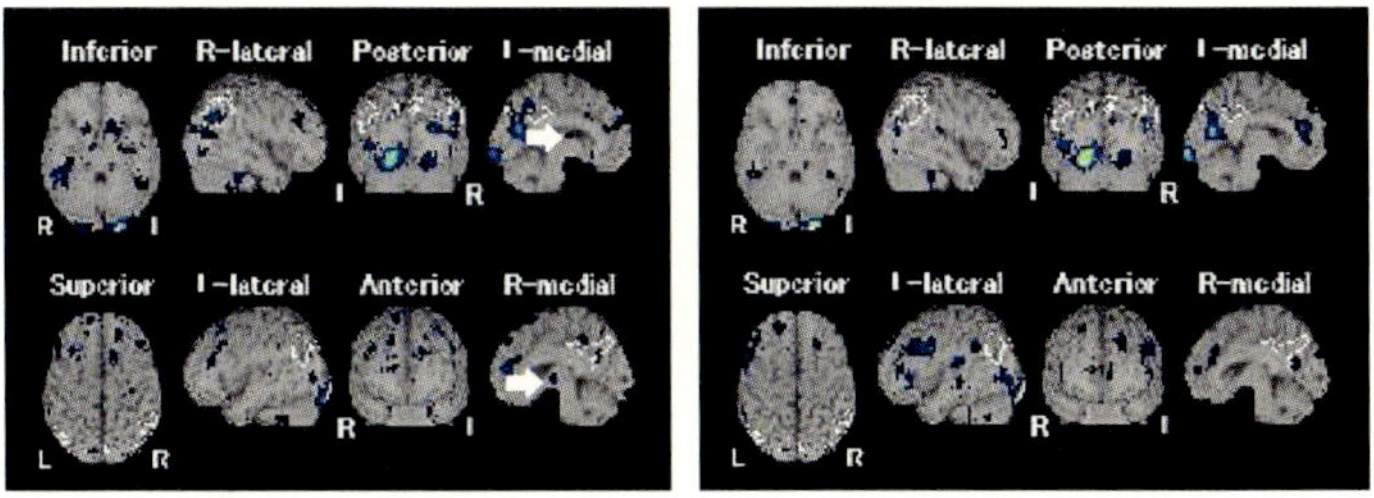

３杯を半年服用し、便通の調子がいい、尿が多いとの感想あり。左の図（２月）白い矢印の視床下部で血流の落ちている場所が右の図（８月）では改善している。

緊張して疲れたときに服用すると、脳にいい影響を与えて有効性を発揮するお茶ではないかと私は考えています。忙しい現代人はどうしても交感神経優位になりがちなので、このお茶を飲むことで副交感神経を優位にして、上手に休養をとることも、健康を維持するには大事なのではないでしょうか。

また、半年間の服用で糖尿病の指標が改善し、リンパ球が増加するという結果もえられました。様々な側面から、健康に大いに寄与する可能性が高いことが示唆されたことになります。

ミセス右脳　お茶は毎日飲むものですから、日常生活に取り入れやすいですね。

●スーパーフード4　マルンガイ（モリンガ）

ドクター統合　次にご紹介したいスーパーフードは、マルンガイ（モリンガ）です。これに対する私の評価は「優」で特性は「晩秋」になります。これもノニ同様に熱帯地方で自生している植物なのですが、聖書でモーゼが水を浄化するために植えたという記載があるほど長い歴史があります。

そして、これもやはり必須栄養素のほとんどを含んでいます。そのため、発展途上国では特に子供や妊婦に栄養補給をするための重要な食品になっており、アジアやアフリカでは、どんなところでも発育する生命力のたくましいこの植物をどんどん植えて、栄養状態を改善しようという動きが広がっています。

様々な有効成分がありますが、その中には、ギャバ、ルテイン、ポリフェノールも含まれており、血圧を下げ、目を見えやすくし、抗がん作用も臨床的に認められています。また、植物には珍しくオメガ３脂肪酸も含まれています。脳に関しても、不眠症を改善し、気持ちを安定させる作用が報告されています。また血圧を下げ、糖尿病を改善ことで動脈硬化を防ぐ作用があり、今日本でもどんどん活用されるようになってきています。

私の知り合いで、潰瘍性大腸炎で苦しんでいた若者が、マルンガイを食べることで病気がいつのまにかよくなっていたという話もあります。脳血流に関しても、アルツハイマー病と診断されるくらい血流の低下した方が、２ヶ月摂取することで血流の低下した領域が半分以下に改善し、正常化したという例があります（図６）。

図6

①　48歳男性

2017年3月　　2017年5月

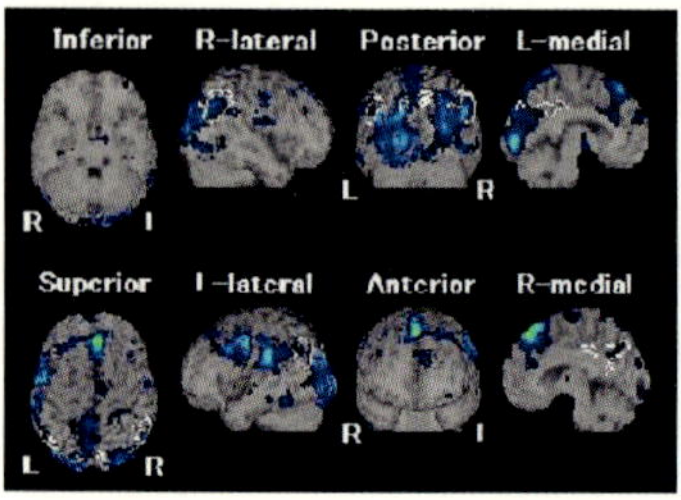

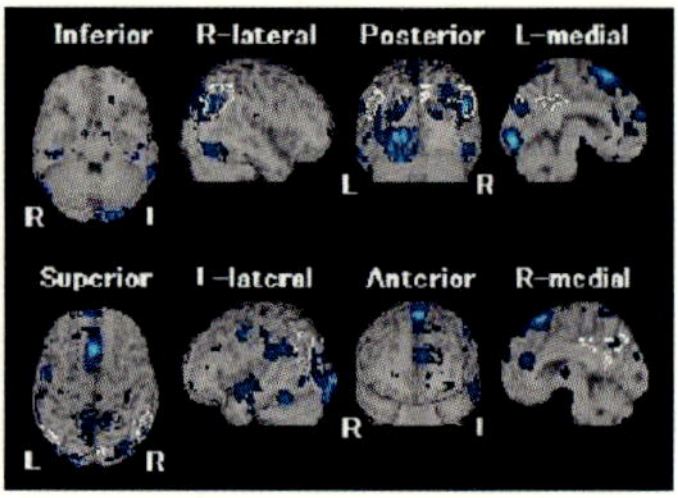

便秘が改善した。血流に関しては５月は３月に比べて全体的に改善したのと、３月にはアルツハイマー病の診断基準まで低下していたのが５月には正常に改善した。

②　50歳男性

2017年４月　　2017年５月

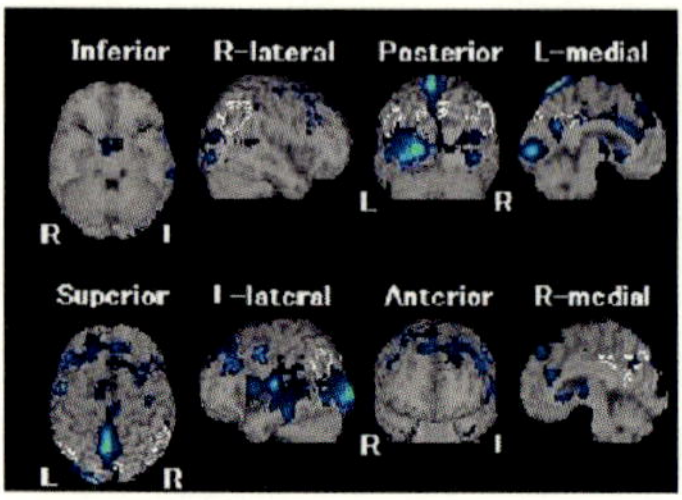

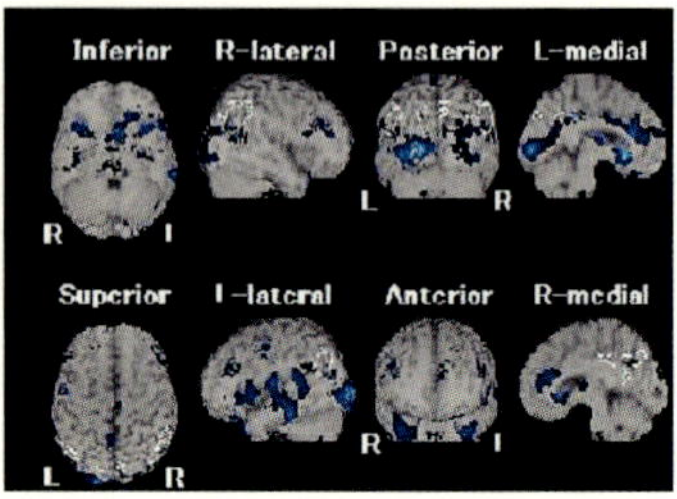

４月に比べて５月は全体的に血流に改善がみられ、アルツハイマー病の診断基準の数値も改善した。

スーパーフード5　梅肉エキス

ドクター統合　最後にご紹介したいのが、日本発のスーパーフードである梅肉エキスです。これに対する私の評価は「優」で特性は「晩秋」になります。

これは青梅のすりおろしを絞り、弱火でじっくりにこんだもので、日本では江戸時代から病気の予防や治療に使われてきました。現在実験によってわかっている効能は、血流改善作用（ムメフラール、クエン酸による）、血圧安定、癌の予防、免疫細胞マクロファージの強化、カルシウム吸収の改善、結石予防（クエン酸による）、殺菌作用、抗アレルギー効果、鎮痛作用、疲労回復、肝臓強化、胃腸の活性化、強力なアルカリ性食品、美容効果です。

独特の酸っぱさも含めて、いかにも日本人に合うスーパーフードだと思います。私も毎朝これを服用しており、特に前の日に飲み過ぎて弱った胃腸が、なにか元気が出るような気がします。

●嗜好品が健康に与える影響

ミスター左脳　なるほど、いろいろなスーパーフードがあることがわかりました。両親に合う物を見つけて少しでも病状がよくなるように試してみます。我々もそろそろ生活習慣病が心配なので、いいものを見つけて毎日続けてみます。

ところで、食べ物で気になる点がもうひとつあって、父はお酒が好きでよく飲んでいます。母はコーヒーが好きなのですが、こういった嗜好品は健康にとってどうなのでしょうか。

ドクター統合　まず、コーヒーについてですが、適量ならば健康によいと言えます。これに対する私の評価は「優」で特性は「初秋」になります。

コーヒーは、ご存知のように、飲むと頭が冴える作用があります。コーヒーの持つ脳に対する覚醒作用は、コーヒーの成分のひとつであるカフェインによるものです。カフェインには、認知機能や注意力を高め、ストレスを軽減させる作用があります。

カフェインが注意力を高める作用には、カフェインの摂取で、脳内の神経伝達物質であるドーパミンの結合を増やすことが関与しているといわれています。ドーパミンは、報酬系といって、たとえばなにか食べようとするときに分泌され、喜びを感じるときに働く物質です。人は楽しいことをすると元気になり頭が働きだすように、ドーパミンによって注意力も増すのでしょう。

また、カフェインが活性化する脳の部位は、帯状回だといわれています。ストレスで不安になったりキレたりするのは扁桃体の過剰な活性化が関わっており、帯状回はその扁桃体をコントロールする機能があります。その帯状回が活性化されるため、認知機能が上がり、ストレスを軽減すると私は考えています。

コーヒーの有効成分は、カフェインのほかにポリフェノールがあります。ポリフェノールを含むことで有名なものに赤ワインがありますが、実はコーヒーは、ポリフェノールを赤ワインと同じくらいの濃度で含んでいるのです。そのためか、日本人は、ポリフェノールの約半分をコーヒーから摂取しています。ポリフェノールには抗酸化作用があり、動脈硬化を予防します。また、ポリフェノールを摂取することで、認知症や脳梗塞の予防効果があるともいわれています。

コーヒーに含まれるカフェインには脳を活性化してストレスに強くなる作用が、ポリフェノールには抗酸化作用があるため、コーヒーを飲むことで脳の様々な病気を予防できることが報告されています。

まず、コーヒーをふだんから飲むことが、パーキンソン病の予防になることがわかってきました。先ほどお話しした、カフェインにドーパミンの結合を増やす作用があるからです。パーキンソン病は、脳内にあるドーパミンの枯渇から始まるため、コーヒーにパーキンソン病の予防作用があるのは、作用機序からみて当然の結果といってもいいでしょう。

さらに、コーヒーを摂取することで、アルツハイマー病のような認知症の予防作用があることと、女性の脳卒中の発症率が低くなること、神経膠腫《こうしゅ》という脳腫瘍の発症を減らす可能性があることなど、さまざまな脳の病気を予防もしくは軽減できることが最近わかってきました。

また、コーヒーの効用は脳のみではありません。大規模調査によると、毎日コーヒーを飲んでいる人は、それ以外の身体の病気、たとえば心臓病、糖尿病などの疾患が減少し、寿命が延びるという報告もあります。飲みすぎはもちろん禁物ですが、ご両親に質のいいコーヒーを適量飲むことすすめるのは、むしろ好ましいことだと思います。

ミスター左脳　コーヒーがそんなに健康にいいなんて、驚きです。

ドクター統合　コーヒーだけではなく、日本人の嗜好品である緑茶も、大規模調査によって認知症予防に効果的であることがわかってきました。動物実験によると、その成分であるカテキンが関係しているようです。そのほか、高脂血症の改善、脂肪の蓄積の予防など健康増進にプラスになる効果があり、これも日々適量を飲むことをご両親におすすめすると、脳や体によさそうです。

最後に、嗜好品の最たるものであるお酒に関しても、赤ワインでいうと毎日１〜４杯飲む人は、そうでない人に比べて脳梗塞や認知症になりにくいといわれています。ストレスがお酒により解消されるためでしょう。

しかし、お酒は適量であれば脳にいいのですが、なかなか適量で終わらないのが問題点です。これも先ほどのべたドーパミンのなせるわざで、お酒でドーパミンが出ると、もっと欲しくなるという報酬系特有の性質があり、これを乗り越えるにはよほど強固な意志が必要になります。酒を百薬の長にできるかどうかは、自制心をどのくらい持てるかにかかっているでしょう。

ミスター左脳　私も同感です。お酒を適量にとどめるのは、私の人生の永遠の課題かもしれません（笑）。

食の原則7　食の原理主義者にならない

●食事療法は自分で経験し自分で判断する

ドクター統合　食に関して私の考える最後の原則をお話しします。

【原則7】信用度：優　特性：春

食の原理主義者にならない。つまり、長期間偏った食事にならないよう途中でゆるめる。さらに、体質、季節を見て食養生を変える。特に高齢者はこだわらずに好きなものを食べる。

ミセス右脳　この原則は、なんとなくわかる気がします。私の友人でマクロビオティックを一生懸命やっている人がいるんですが、なにか顔色が悪くて健康そうではないんです。

ドクター統合　そのとおりです。食事に関しては、こだわりすぎはよくありません。この原則は、松井病院や北品川病院で食養を日野厚先生とともに長年やってこられた児玉陽子先生の、豊富な臨床体験から出た原則です。

たとえば、癌を治療する食養生にゲルソン療法というものがあります。彼女によると、これを200例くらい行いましたが、日本人にはこの療法は合わないとの結論に至ったのだそうです。いくつかある理由のうちのひとつは、あまりにも野菜ジュースの量が多く、それだけでお腹いっぱいになって他のものを食べることができなくなるからです。ゲルソン療法はもともと頑健なドイツ人から出てきた治療法なので、彼らには可能なのかもしれませんが、日本人は多くの人が途中で挫折するとのことでした。

ミスター左脳　私も色々と調べて、ゲルソン療法を母親にどうかと考えたことがあるのですが、日本人が取り組むのが難しいのでは仕方がないですね。

ドクター統合　また、体質の問題もあります。経験的な話になりますが、体質が陽性であれば、ゲルソン療法にあるような生野菜中心でいいのでしょうが、体質が陰性の人には、生よりも煮た野菜が合うようです。このように、どのような食事療法が自分に合うかということは、自分で経験して自分で判断することが一番肝要であり、人任せではだめです。

また、食を原理主義的に徹底して守ると、そのうちに体がついていかなくなるようです。たとえば、ゲルソン療法では塩を全くとらないということになっていますが、和食はカリウムが多いので、それを中和するのにナトリウムは必要であり、のどが乾かない程度、つまり6～7gはとったほうがいいようです。

もちろん、今のイオン交換樹脂でつくった人工塩ではだめで、ミネラルを含み還元力のある天然のものからとった塩にすべきであり、それであればむしろ体にいいことになります。実際、ゲルソン療法で完全に塩を抜くと、患者さんはどんどん元気をなくすようです。

ミセス右脳　なにかおすすめのお塩はありますか。

ドクター統合　たとえば、天然の塩を焼いたもの（いろいろありますが、児玉先生のおすすめは「キパワーソルト」です）が、還元力が高くていいでしょう。

日本の食養の大家で実践家である日野先生が、様々な経験から編み出した、食生活の20カ条をご紹介します。30年以上前のものですが、今でも十分に通用します。

《1》合成添加物のなるべく入っていない食品、たとえ入っていても、できるかぎり安全性高い添加物しか使っておらず、また、使用量の少ないものを選ぶ。

《2》浸透性、残効性のある農薬を用いないで生産した食品を選ぶようにつとめる。

《3》合成洗剤の使用は十分慎重にする。

《4》精白穀物、精白糖など、精製度の高い食品は、なるべく用いない。やむを得ず用いる時には、多食をさけ、また、せめて強化米とか、強化精麦を混入するとか、糠や小麦胚をとるようにし、またカルシウム補給にもつとめる。

《5》少なくとも日本では、獣鳥源性たんぱく質性食品のみを尊重し過ぎないようにする。

《6》野菜、ことに有色野菜をよく食べる。

《7》海草を常食する。

《8》脂肪を適量とる。

《9》各種ビタミン、無機質、その他すべての栄養のバランスに注意する。

《10》なるべくその土地に、長年にわたってたくさん収穫されてきたものを、その季節に、新鮮な状態で、かたよらず順繰りにとる。

《11》原則的には、野菜の皮をむかず、根も葉も捨てず、魚の皮や骨も内臓も、できるだけ食べる。ただし、汚染の恐れの強いときは別。

《12》なるべく、煮こぼし、茹でこぼしをせず（アクの強いものは別）、穀物をあまりとがぬようにする。

《13》いつ、いかなる場合にも、誰もが、どんな食物でも、生食とか2分間煮とか長時間の過熱食とかにするのがよい、というように捉われるべきではない。果物食の可否についても、同様に捉われるべきではない。

《14》塩分や水分も、できるだけ多くとるほうがよいとか、あるいは逆に、できるだけ少なくとるほうがよいというのも、もちろん捉われすぎである。

《15》各食品の持ち味を生かして料理をする。砂糖、グルタミン酸ソーダ、その他いろいろの合成調味料を無批判に用いない。

《16》過熱、過冷のもの、香辛料、刺激物（アルコール飲料を含む）を、多量、ひんぱんに用いない。

《17》清涼飲料水、缶詰、インスタント食品類の多用〜頻用には十分慎重な注意を払う。

《18》空腹でないのに、漫然と食事や間食をしない。しかし、空腹にすればするほどよいのではない。なお就寝前約2時間以内の飲食を避ける。

《19》よく噛み、唾液を十分にまぜてよく味わい、楽しく腹八分目に食べる。
《20》食事の直前、食事中、食後に、湯茶を多量に飲まないようにする。

今まで私がお話してきた原則と一致する点が多いのですが、特に「捉われるべきではない」という言葉は、マクロビオティクスの創始者である桜沢如一先生や、それと違う原理の食養をされた二木謙三先生を知っている日野先生ならではの結論だと思われます。

日本人は、常に現実に柔軟に対応する民族なので、原則は原則で知ってある程度守るべきですが、食事も例外ではなく、常に自分の身体の状態と相談して何を食べるか決めるのがよいと思います。特に80歳以上ともなれば好きなものを食べるべきでしょう。

ミセス右脳　たしかに父も母も高齢なので、原則は大事ですが、あまりにも原則を守りすぎるとストレスになりそうです。体の状態は日によって違うでしょうから、自分の体に相談して決めるのが一番なのでしょうね。

●糖質制限食に潜む危険性

ドクター統合　最近、世間で流行している低炭水化物ダイエット、別名糖質制限食に関してお話しします。これは、ずばり結論をいうと、健康を損ねる可能性が大といわざるをえません。

ミセス右脳　そうなんですか。私の友人でやっている人がいて、みるみるやせていったので良いのかと思っていましたが、言われてみると確かになんだか偏っているし、不健康な気がします。

ドクター統合　ご友人は大変危ない状態ですよ。糖質制限を行うと、全死亡リスクが20～30％上がると報告されています。理由は明白で、糖質を制限すれば、当然エネルギーの多くを脂質やたんぱく質から摂らねばなりません。脂質の摂取量が増えれば脂質異常症になって、動脈硬化が進み、脳卒中や心筋梗塞のリスクが高まります。

過剰なたんぱく質の摂取は肥満の原因にもなりますが、もっと恐ろしいのは、癌のリスクが高まることです。たんぱく質は総カロリーの10％以下が安全で、16％になると、癌の発症率が7・5倍も増えるといわれています。その上に、たんぱく質を摂り過ぎると腎臓に悪影響を及ぼし、腎臓病を誘発しかねません。たんぱく質は窒素化合物ですから、人体の中では毒素として作用しますので、エネルギー源としては不利であり、その結果として多くの病気を誘発します。

オーストラリアの研究者らは、低炭水化物ダイエットに関して、次のように結論づけています。「心臓不整脈、心臓収縮機能障害、突然死、骨粗鬆症、癌リスクの増加、身体活動障害、脂肪異常などといった合併症は、すべて長期間にわたる食事中の炭水化物制限と関連している可能性がある」。

ミスター左脳　たしかに最近、糖質制限を実践している人が、若くして突然死する報道をよくみかけます。

ドクター統合　ここまで、私が食の原則と考えていることを７つお話してきましたが、糖質制限は明らかにこれに反した食になります。糖に関しては、確かに砂糖などの単純炭水化物は血糖値を急激に上げるので、摂取するのは望ましくありませんが、玄米などの複合炭水化物は血糖値をあまり上げず、しかも最終的には水と二酸化炭素に変わるので、一番クリーンなエネルギー源であり、食事の半分はとるのが原則です。

そして、7つの原則に関しては数多くのエビデンスがありますが、糖質制限に関しては少数の人間の短期間のデータしかなく、エビデンスレベルには雲泥の差があり、とても信じるに値するものではありません。一見楽で最初は元気が出るので糖質制限に流れる人も多くいますが、決して長期間やってはいけない食事療法だと私は考えています。

もうひとつ、低脂肪食も決して健康に寄与しないこともご承知いただきたいですね。理由は、低脂肪食は高脂肪食の二倍以上のタンパク質を含んでおり、そのほとんどが動物性のものであるためです。また、コレステロールも二倍含んでおり、いくら低脂肪であっても、健康に寄与するのは難しいでしょう。

ミスター左脳　先生の7つの原則のお話で、食についてはずいぶんわかるようになりましたので、両親はもちろん、我が家全体で実践していきたいと思います。

●食養により困難な病気が改善した症例

ミスター左脳　実際に先生が診られた患者さんで、食養が病気の改善に有効だった例もあるのですよね。

ドクター統合　もちろん、ありますよ。では、私が経験した、食養によって困難な病気が改善した人に関してお話ししましょう。

お一人は、56歳の男性の方で、経過は、２０１４年10月14日から頭痛が出現し、脳腫瘍であることが判明しました。２０１４年11月６日に他の病院で手術を受け、病理は膠芽腫でした。通常膠芽腫は、平均して１年前後で亡くなる予後のきわめて厳しい、癌よりもたちの悪い病気です。しかも、残念ながら、手術ではほとんど腫瘍がとれておらず、もっと予後が短いことが予想されました。

ところが、その病院で放射線と化学療法を行っている間に、その方の奥さんが食に詳しかったためか、スーパーフードであるノニジュースを併用していました。また、食事についても、病気の初期から野菜中心の日本食を食べていました。

すると驚いたことに、初期治療後、腫瘍がほぼ内部から消失したのです。図７の白い矢印が脳腫瘍です。中から腫瘍がアポトーシス（多細胞生物の体を構成する細胞の、固体をより良い状態に保つために積極的に引き起こされる死に方）を起こして消えていっているのがわかりますね。

この方は、現在も食事は日本食を中心にして、ニンニク油、ノニジュース、インターナチュラルを使用しておられて、発症２年半以上たっていますが、再発はみられません。私は長年脳外科医をやっていますが、このような症例は初めて経験しました。

もうお一人の症例は69歳の男性で、やはり膠芽腫の方です。２０１７年３月に右片麻痺

症例：56 歳男性　図 7

（主訴）頭痛、半盲

（現病歴）2014 年 10 月 14 日から頭痛出現。11 月 6 日他院で手術を施行。病理は膠芽腫。放射線 60Gy、テモダール 75mg/m2 投与。ノニジュースを併用。セカンドオピニオンで 2015 年 2 月 12 日当院転院。

手術前　手術後　初期治療後　発症 15 カ月後

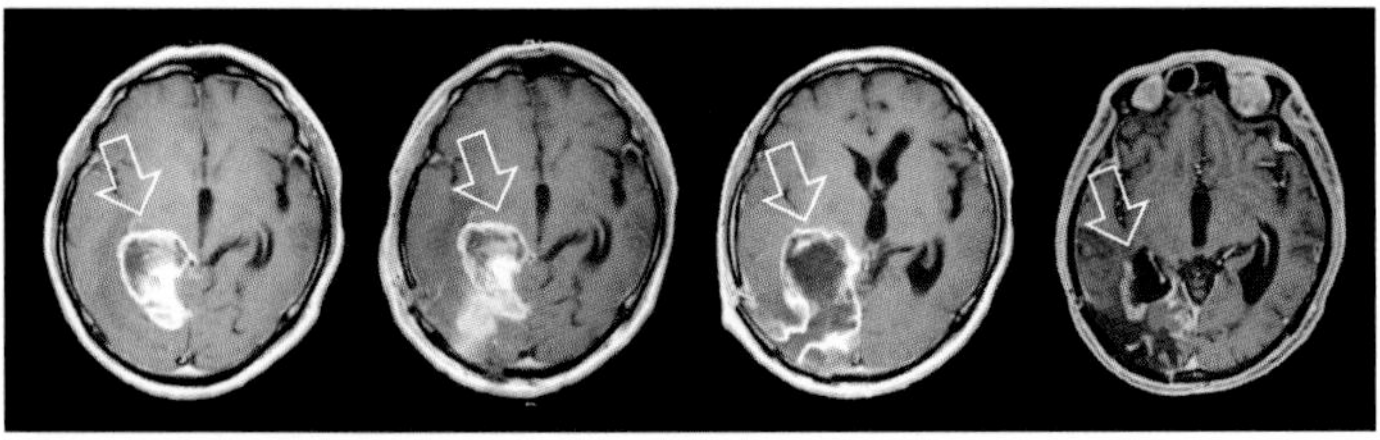

手術ではほとんど摘出できなかったが、初期治療後腫瘍がほぼ内部から消失（白い矢印）。発症 33 カ月後の現在も再発はない。この患者さんは、にんにく油、ノニジュース、インターナチュラルを患者さんのご希望で使用している。食事も、初期から野菜中心の日本食を食べていた。ラドン吸入も行っている。

にて発症し、４月に当院の覚醒下手術で麻痺はほぼ改善しましたが、増殖率が70％と非常に高く、初期治療である放射線化学療法を施す前に再び腫瘍が増殖して麻痺が悪化し、手が動かなくなりました。ところが図８の白い矢印のように、放射線化学療法をやっている最中から腫瘍はほぼ消失し、治療後は腫瘍が消失したのみならず脳浮腫も改善し、麻痺はほぼ改善しました。

この患者さんは、ニンニク油、ノニジュース、インターナチュラル、マルンガイを患者さんのご希望で治療中併用しています。これも私が経験したことがないような奇跡であり、病気の最初から食事療法を併用することが、いかに病気の改善に役立つかの好例にな

症例：69歳男性　図8

膠芽腫

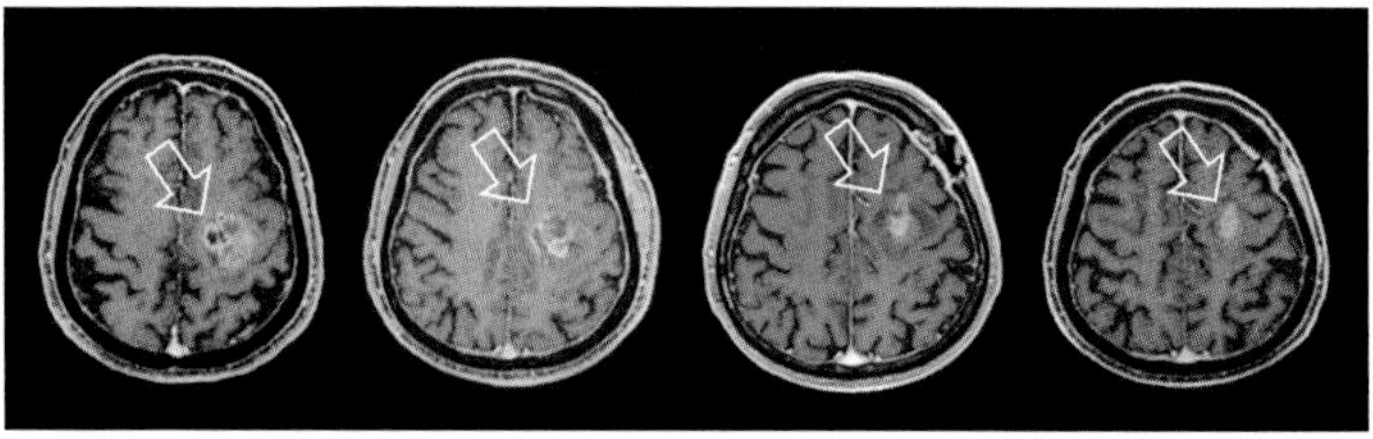

右片麻痺にて発症し、覚醒下手術で麻痺がほぼ改善したが、増殖率が70%と非常に高く、初期治療の前に再び麻痺が悪化し、手が動かなくなった。ところが初期治療中から腫瘍（白い矢印）がほぼ消失し、初期治療後は腫瘍の消失のみならず脳浮腫も改善し、麻痺はほぼ改善した。この患者さんは、にんにく油、ノニジュース、インターナチュラル、マルンガイを患者さんのご希望で治療中併用している。

ります。

ミスター左脳　いやあ、驚きました。病気の初期から統合医療を行うことが、本当に奇跡を起こしているのですね。これを知っているか知らないかは大きな違いですね。

ミセス右脳　食の大事さを痛感しました。７つの原則はとてもわかりやすいし、それほどお金がかかることでもないので、我が家でもぜひとも実践しようと思います。

第2章

体からの生活習慣病へのアプローチ

●生活習慣病の改善に有効な有酸素運動

ドクター統合　続いて、認知症などの脳の病気を予防、改善するために有効な、身体に対する様々なアプローチについてお話ししたいと思います。

何度もお伝えしてきたとおり、認知症は生活習慣病のひとつなので、その予防や改善に有用なものは、癌などの他の生活習慣病の予防、改善にも当然有効です。認知症を予防するために、運動はとても大切なことなのですよ。

ミスター左脳　やはり運動は大切なのですね。父は仕事を辞めてからは、一日中椅子に座ってテレビばかり見て、ほとんど運動をしていないようです。それがよくなかったのかなあ。

ドクター統合　そのとおりです。ここまで食の話をしてきましたが、食と運動はセットであり、両方をきちんと実践することで、はじめて効果があがるのです。

運動には主に右脳が関わっていますが、右脳は年をとればとるほど機能が低下するといわれています。年をとるとどうしても活力が低下するため、若いころほど体を動かしたくなくなり、右脳の機能が低下してしまうのでしょう。

しかし最近は、認知症、心臓病、糖尿病などの生活習慣病が増加しており、運動をすることで生活習慣病の予防や改善効果があることがわかってきたため、ウォーキングなどの運動に取り組む中高年が増えています。ジョギングをする人は長生きするという報告もあります。

さらに運動は、中高年から始まる脳機能の低下を予防するのにも有効であることが、最近わかってきました。たとえば、6月間のプログラムで運動をすることにより、記憶障害のある老人の認知機能が改善しました。運動している中高年は、アルツハイマー病を含めた認知症になる可能性が減ります。ねずみを使った動物実験でも、運動することには、パーキンソン病や認知症の症状、不安やうつ状態を改善する効果があると報告されています。

ミセス右脳　認知症を予防したり改善するには、どんな運動をどのくらいすればいいのでしょうか。

ドクター統合　健康な高齢者の認知機能や注意力を改善するのには、有酸素運動がよいでしょう。認知機能が低下している高齢者も、特に女性において、認知機能の改善が期待できます。

ミスター左脳　有酸素運動とは、具体的にどのような運動を指すのですか。

ドクター統合　有酸素運動の定義をいいますと、肺から取り込んだ酸素の供給する範囲内で筋収縮のエネルギーを発生させ、呼吸、循環を刺激する運動ということになります。わかりやすく言うと、脈拍が1分間に110から120を越えない範囲で、軽く汗ばむ程度の運動ですね。速足で歩く、ジョギング、サイクリング、水中歩行などがこれにあたります。有酸素運動を、週に3日以上、時間は一回20分以上程度続けると、健康に効果があるといわれています。

ミスター左脳　なぜ有酸素運動が脳にいいのでしょうか。

ドクター統合　有酸素運動を行うことにより、持続的に酸素を体内に取り入れられることが、認知症予防に有効とされる理由です。

酸素は血液によって運ばれ、その血流増加は脳にも及び、脳の血管に新鮮な酸素を含んだ血液が送り込まれます。脳内の血液が豊富になることによって、脳の神経細胞であるニューロンが新しく作られます。そして、脳機能に非常に重要な、神経細胞同士を結び付ける働きを持つシナプスは、酸素が多く脳に送られると事で活発に働き、その結果記憶力を増強させるのです。また、脳内の血流増加により、傷ついて機能しなくなった毛細血管の代わりに新しい毛細血管も作られていきます。そのため、脳の記憶を司る海馬の脳内ネットワークがうまく機能しなくなることで起こる認知症を、予防することが出来るのです。その証拠に、有酸素運動は、高齢者の脳、特に海馬の体積を増やすことが報告されています。有酸素運動のうちジョギングは、前頭前野の機能も活性化します。

さらに、運動で筋肉を刺激することにより血液中の成長ホルモン量が増加します。成長ホルモンは、主に脳の海馬において、脳由来神経栄養因子（ＢＤＮＦ＝Brain-derived neurotrophic factor）の分泌を増加させる働きを担っています。脳由来神経栄養因子は脳神経細胞の生存と成長に大きく関わっているため、認知症予防にはとても大切な物質です。また、運動によるドーパミン、ノルアドレナリン等の増加が、脳機能の改善効果に関与しているといわれています。

運動による効果は脳だけではなく、全身の筋肉の維持にもつながります。筋肉量や握力の低下は、アルツハイマー型認知症になりやすいという報告があります。体の筋力を維持することで、体温や循環血液量が保たれ、脳にもいい効果があるのです。

ミセス右脳　父のような高齢者は、どのような運動がいいのでしょうか。若い人のようにジョギングするというのは、無理がありますよね。

ドクター統合　お年寄りの方の中には、膝や腰が痛いため運動ができないという方が多くいらっしゃいます。そんな場合には、有酸素運動を含めたやや負荷の高い運動を行う前に、まず筋力をつけることが大事です。

筋力をつけるためには、ゆったりした動きと軽めの負荷で、様々な部位の運動、たとえばスクワット、腕立て、腹筋運動をすると有効です。このような運動をスロートレーニングといいます。無理ない負荷でこれらの運動をゆっくりと行うと、成長ホルモンの分泌を促し、筋肉が容易に太くなります。これは短い時間で室内でも簡単にできるので、私は毎日続けています。

それから、室内で簡単にできるものに足裏健康法があります。これは、凹凸のある板の上を往復したり、ツボを刺激するような底に凹凸のある靴を履いて歩く運動です。最初のうちは痛いのですが、その後だんだん気持ちよくなりますので、これも私は毎日続けています。

足の領域は、脳でいうと大脳半球の内側にあり、大脳の内側は脳を働かせるために大事な働きをしているので、足の裏の刺激はその領域の刺激になるのではないかと私は推測しています。足底を刺激して血流を増やすことが、脳機能にもいい影響を与えているのではないかと感じているからこそ毎日やりたくのなるのでしょう。これもお年寄りにも可能で有効な健康法です。

ミスター左脳　なるほど、それは父に勧めたい健康法ですね。しかし、父は腰痛持ちで、なかなか動こうとしません。腰痛をよくするのになにかいい方法をご存知ですか。

ドクター統合　私が腰痛予防で毎日行っている運動に、真向法《まっこうほう》があります。真向法とは、①足裏を合わせて膝を曲げた姿勢で座り上体を前屈する②足をまっすぐ伸ばした姿勢で座り上体を前屈する③１２０度まっすぐ開脚した姿勢で座り上体を前屈する④割り坐（正座の状態から、両足をお尻の幅だけ広げその間にお尻を下ろした姿勢）の状態で後屈する、という4種類の簡単な運動になります。すべて上体の力を抜いて、無理のない範囲でゆっくりと息を吐きながら前屈、あるいは後屈するのがポイントです。これが、腰痛の予防や改善に極めて効果的なのです。

15年ほど前に、何度か腰に激痛が走って苦しい思いをしてから、真向法が腰痛に効果があるということを本で知ってやり始め、それ以来一度も腰痛がありません。

実は腰痛の大半は原因不明といわれており、精神的なストレス、特に怒りが原因であるという説もあります。それを裏付ける最近の報告としては、慢性的な腰痛持ちの方の多くが、左の扁桃体、つまり怒りにつながる脳の場所が過剰に活性化しているといわれています。腰痛は単なる身体の一部の痛みではなく、ストレスによる脳の機能の異常から発生していることが多く、腰痛を真向法で予防したり治すことは、脳の機能の維持や改善にも効果があるのです。

ミセス右脳　私は最近太極拳を習い始めて、やっていると気分がいいような感じがするのですが、このような運動も脳にいいのでしょうか。

ドクター統合　いいですね。アジアにおいて昔から行われてきた武道やヨガも、脳機能を改善するのに有効であると報告されるようになりました。太極拳が、普通の運動に比べて、より認知症予防に有効であるという報告も数多くあるのですよ。太極拳を行うことで、癌患者さんの疲労や苦痛、乳癌では上肢のリンパ浮腫や睡眠が改善するといわれています。

ヨガにも同様の報告があります。ヨガは端的にいうと、ストレッチと瞑想が合体したものですが、ヨガをやることで、ストレスによって起こる交感神経や視床下部下垂体副腎系の過剰な活性化を抑制し、その結果うつ病や認知症予防に効果があると報告されています。またヨガは、ガン患者の不安、うつ、痛みを和らげ、生活の質をあげるといわれています。

私は６年前から空手を習っていますが、それが脳の活性化に有効であるという実感があり、それにはさまざまな理由があると推測しています。ひとつは、右脳を刺激することです。右脳は周囲の空間に対応する脳ですが、空手では相手の動きや気に機敏に対応するために、右脳が否応なしに活性化されます。

また、空手の形は、腰を中心に体幹がしっかりしていないと、すばやく動けません。これにより、脳の司令塔の領域が活性化すると私は考えています。というのは、司令塔の領域である帯状回に脳梗塞があると、体幹がふにゃっとなり、姿勢が保てないのです。体幹を鍛えることが、脳の司令塔に刺激を入れ、機能の向上に結びつきます。空手は、体幹などの起立筋が強くなるので、寝たきりになるのを防ぎ、認知症予防にもなります。

また、空手はホルミシス効果があります。ホルミシス効果とは、適度のストレスがあることが人間の活性化につながるという現象のことですが、空手は常に緊張感があり、空手が終わった後ほど自分の頭がすっきりすることはないと私は実感しています。これは、適度な緊張感で自分の脳が活性化したためだと思われます。

最後に、空手には形がありますから、それを繰り返し行うことで小脳が鍛えられ、それにより過剰な扁桃体の活性化から逃れられます。空手をやるとストレス解消になるのはこのせいもあると私は感じています。このように、武道は脳機能の活性化にきわめて有用な方法になります。

関節や骨の変形と痛みとは関係がない

ミスター左脳　父は先ほどお話しした通り腰痛持ちで、レントゲンを撮ると脊柱管狭窄症があり、手術を勧められています。母は膝が痛く、膝の変形があり、こちらも手術を勧められているのですが、先生はこれについてはどうお考えですか。

ドクター統合　痛みがあると、高齢者は活動が制限され睡眠障害になることが多く、それが脳機能の低下、はては認知症につながってしまいます。一般の整形外科医からは、こういった痛みは、膝や股関節の変形性関節症や、頸椎や腰椎の脊柱管狭窄症と椎間板ヘルニアから起こっていると説明すると思うのですが、それは本当なのでしょうか。

頸椎の脊柱管狭窄症や椎間板ヘルニアに関しては、私も10年ほど前まではかなり手術を行っていました。その結果、麻痺があればそれは改善するのですが、実は痛みに関しては改善したという記憶があまりなく、むしろ痛みが悪化した例もあったのです。さらに、私のところに通ってくる高齢者の患者さんの中に、膝が悪いから人工関節を入れているという方もいらっしゃるのですが、手術をしてもあまり結果がはかばかしくない印象があります。

そこで、痛みを改善させるために、膝や腰の変形に対して人工関節を入れることの是非、頸椎や腰椎の脊柱管狭窄症や椎間板ヘルニアの手術を受けることの是非について考えてみましょう。これは先ほどお話ししましたが、痛みには脳がかかわっており、脳の機能を悪くしないという意味でも、痛みをとることは重要な課題だからです。

たとえば、慢性腰痛の患者さんの脳血流をみると、前頭前野の血流が低下しているという報告があります。前頭葉の血流が長期間低下すれば、脳の機能は悪くなります。つまり、痛みと脳機能の低下は無縁ではないのです。

そのうえで、まず医学的にはっきりしているのは、関節や骨の変形と痛みとは関係がないということです。

ミスター左脳　ええっ！　そうなんですか。それは意外だなあ。そうすると両親とも手術を受ける必要がないということになりますね。そのあたりの根拠を詳しく聞かせていただきたいです。

ドクター統合　整形外科にかかって、痛みをとるために手術を勧められた人には意外に聞こえるでしょうが、これには様々な証拠があります。

まず、画像的にヘルニアがある人とない人では痛みの頻度の差はありません。それと同様に、膝の変形のある人とない人で痛みの頻度の差はありません。さらに、米国でシャム手術という、皮膚切開だけして変形性膝関節症に関しては手術をしていないグループと、したグループの間で痛みの改善を調べたところ、両者の差がないという報告もあります。

また、腰椎脊柱管狭窄症を手術した後を長期フォローすると、10年後に半数以上が歩行障害をきたしており、結果がよくないというデータがあります。石川県小松市の加茂整形外科医院では、腰痛や膝痛にトリガーポイント療法、つまり痛い筋肉の場所に局所麻酔を打つという治療を行っており、変形があるから手術が必要だと診断された患者さんの痛みが、手術を受けることなく数回の筋肉注射でよくなる例が多くあるということです。以上を総合すると、痛みの原因は、関節や骨の変形からくるのではなく、筋肉の痛みからくるということになるのです。

つまり、痛みの本質とは、筋肉の血流低下により発痛物質が出て脳が痛いと感じ、病院に行くことで関節や骨の変形からくると言われて誤解し、それが相乗作用となって、自分の痛みは変形があるから一生治らない、手術を受けなくてはだめだというストレスで増幅されるというわけです。

その証拠に、腰痛がある患者さんは、安静にするより動いた方が治るという報告があります。私も同じ経験をしましたが、動いた方が治るということは、痛みは骨や関節の変形による神経の圧迫ではなくて血流が原因であり、動いて血流を増やすことが治癒につながるということです。

このように痛みを改善するのに手術が有効だという話ははなはだ疑問ですが、注意点として、麻痺があったり、膀胱直腸障害がある場合は手術適応がある場合もありますので、そのような場合はまず画像検査をすることが肝要でしょう。

ミセス右脳　痛みがあるというだけで手術を受ける必要がないことはよくわかりました。でも、どうやって痛みを治したらいいのでしょうか。

ドクター統合　痛みに関して有効なアプローチをしているリガトアという会社のお話をしたいと思います。彼らはサッカーの J リーガーのトレーナーをしており、マッサージ、トレーニング、鍼灸、メンタルのサポートなど総合的な方法で、ヨーロッパにいる一流選手も含めて、その活躍に大きな貢献をしています。彼らはその方法論を生かして、高齢者で痛みを持っている人たちに対しても施術をしているのです。

筋肉は使いすぎても、使わなくても痛みが出るものです。様々な方法を駆使してそのバランスをとり、痛みが徐々に軽減するという結果を出すことで患者さんの意識を変え、その自信がさらに痛みの改善につながる、といった好循環で、手術が必要だと言われた患者さんの痛みの真の原因、つまり筋肉と筋膜の痛い場所を探り、改善につなげています。実際、痛みのため車いすで一生歩けないと思っていた人が、リガトアで治療を受けることで、旅行に行けるまでによくなっています。

痛みに関しては筋肉や筋膜の問題がほとんどなので、安易に手術に頼るのではなく、リガトアのような本質的なアプローチをまずやってみることが大事であると私は感じています。たしかに、手術を受けて痛みがよくなった方もいるようですが、痛みの原因が骨や関節の変形ではなくて筋肉や筋膜の痛みであることを考えると、手術前に手術を受けないと治らないという精神的なストレスを受け、手術を受けたからよくなるはずだとストレスから解放され、つまるところ気持ちの問題が大きいといえるでしょう。

気持ちの問題が大きいのであれば、本来はできるだけ自分の体にメスを入れずに治す方がいいのです。手術というものは何が起こるかわからないので、よほどしっかりした理由があってはじめて受けるものであり、決して安易に受けるものではありません。痛みを取るには本人の努力が必要であり、努力することが自分の病気を自分で治そうという自立心にもつながるのです。

ミスター左脳　考えてみると、筋肉は画像では見えないから、画像で見える骨や神経に痛みの原因があると思い込んでしまうわけですね。西洋医療ははっきり見える物や数値しか信じないところがありますが、そこに罠があるのかもしれません。

身体への統合医療：へそ按腹

ドクター統合　ここで、日本を含め東洋に昔からあった、体に対する施術についてもお話ししたいと思います。西洋医療と東洋に昔からある治療法とはかなり特徴が違いますが、どちらがいい悪いではなく、それぞれの特徴を理解してうまく組み合わせればいいと、私は考えています。

西洋医療では、理屈がはっきりしないとその治療法はだめだと判断してしまいがちです。でも、理屈がわからなくても、治るという結果を出しているのであれば試すべきだし、患者さんにしても、理屈があろうがなかろうが、治るほうが大事だと考えていらっしゃる方がほとんどであることは当然だと思うのです。

ミセス右脳　本当にそのとおりですね。ぜひ、そういう治療法があるなら教えていただきたいです。

ドクター統合　まずご紹介したいのは、日本の昔からあって、実際に成果をあげている「へそ按腹」という治療法です。

先ほどお話ししたように、痛みを改善するには筋肉をゆるめることが大事です。ストレスによって筋肉が緊張することが、血流を低下させ、その結果発痛物質を生み、それにより脳が痛みをストレスと感じることで、さらに筋肉が緊張し痛みが増すことになります。そのような悪循環を改善するには、まず身体の筋肉の中で緊張した部分をゆるめ、痛みをとることが大事になります。

特に病気によるストレスは、腹部の筋肉の緊張を生みます。これは動物を見ればわかるのですが、彼らはリラックスした時はお腹を上にして寝ますが、敵がいて緊張した時には決してそのようなことはしません。これは本能的に腹部の臓器を守ろうとしているのだと思うのですが、これを人間に置き換えてみると、ストレスという敵が現れることが、腹部の筋肉の緊張につながるのではないかと私は考えています。

食べ物を十分に消化するためには、腹部の筋肉がゆるんだ状態で内臓の臓器を十分に動かすことが肝要ですが、ストレスで腹部の筋肉が緊張していると、内臓の動きが制限され、それが病気をさらに悪化させることにつながります。逆にいうと、腹をゆるめることは、消化管を動きやすくし、自己治癒力を上げることにつながるのです。

特に日本人は「腹の文化」と言われており、西洋と違い、人と競争するよりも協調することを大切にする、つまり右脳主体で、副交感神経主体の民族だと私は考えています。そのため、日本人にとっては、腹部の筋肉をゆるめて、食物を消化するときに活性化される副交感神経を働きやすくすることがとても大事なのです。

ミスター左脳　たしかに、日本では仕事の後に飲みにいって仲良くなることが仕事にプラスに働く文化がありますが、米国では、仕事の後に仕事仲間と飲みに行くことはまずないと聞いたことがあります。

日本が「腹の文化」というのは、このように飲み食いすることで副交感神経が活性化したときに、日本人が人間関係をつくることをいうのですね。

ドクター統合　そのとおりです。日本人は副交感神経を主体に働かせたがる、言い換えれば平和を好む民族といっていいでしょう。それを治療法に持ち込んだのが、へそ按腹という、江戸時代からある、腹部をゆるめる施術になります。

これは、そのころ医療行為を主に手掛けていた僧侶たちのひとりである御園夢分斎《みそのむぶんさい》が開発した治療法です。そのころの記録によると、多くの病気がへそ按腹で改善したとのことです。明治以降西洋医療の導入により一時期すたれましたが、今再びそれを施術に使いはじめた杉山平熙《たいき》先生が、現代風に改良して多くの成果をあげています。

へそ按腹の特性は「春」の治療になりますが、こりをほぐすときに痛みもあり、「夏」の要素もありそうです。

病気が改善した具体例はたくさんありますが、一部をあげますと、脳の疾患に関しては、脳出血の急性期に家族にへそ按腹をやってもらい、麻痺などの後遺症を減らしたり、悪性脳腫瘍の患者さんにへそ按腹を含めた統合医療を用いることで、いい治療効果がみられました。私の患者さんでも、強いストレスによって、歩いている時に突然倒れるといった、現代医学では解明できないような症状の患者さんがいましたが、ご自身でお腹がパンパンに硬いことに気づき、腹部をゆるめることで歩けるようになりました。それ以外にも、へそ按腹によって様々な病気の症状が改善しています。

へそ按腹は、ストレスにより交感神経優位になったのを副交感神経優位にもどし、それが自己治癒力を高め、治療効果にプラスになるのではないかと私は推察しています。

身体への統合医療：気療

ドクター統合　もうひとつご紹介したい身体をゆるめる方法に、「気療」があります。

ミセス右脳　はじめて聞きました。気功とは違うのですか。

ドクター統合　気療とは、神沢瑞至《かんざわただし》先生が開発した、気功とは様々な点で違う日本発のオリジナルの施術です。気療の特性は、「春」の治療になります。

気療は難しいものではなく、誰でもできるといっていいでしょう。施術のやり方は、気療ハンドというすべての指をやや曲げてつけた状態での手のひらを、患部の近くに置いたり動かしたりすることで施術をします（図9）。

図9

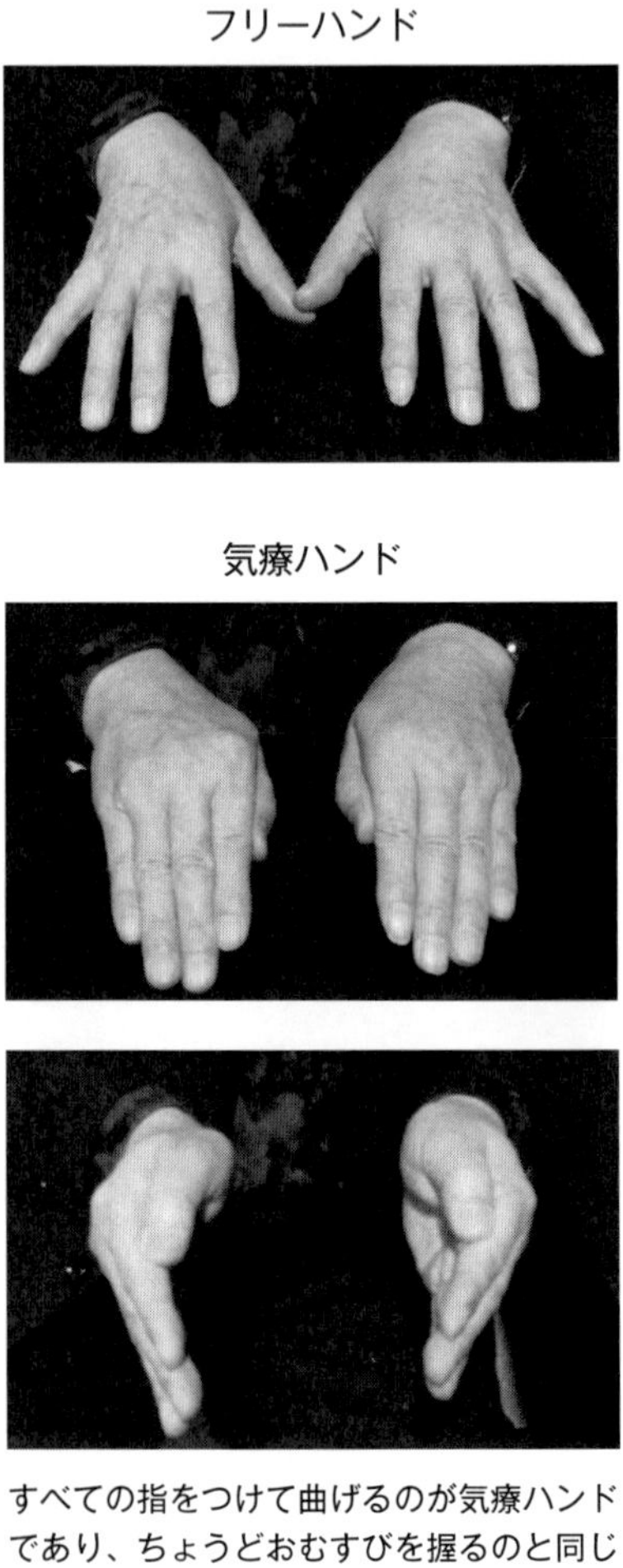

すべての指をつけて曲げるのが気療ハンドであり、ちょうどおむすびを握るのと同じ手の形になる。

神沢先生は、この気療ハンドを用いてバッファローやシベリアンタイガーなどの猛獣をもリラックスさせ眠らせるという、驚くような実績をお持ちです。テレビでも放映されたので、お二方もご覧になったことがあるかもしれません。

ミスター左脳　それなら見ました！　タイの動物園でベンガルトラを眠らせたのは神沢先生だったのですね。あれには驚きました。あんな神業のようなことは神沢先生しかできないように思いますが、特殊技術ではなく誰にでもできて、しかもそれが治療に使えるわけですね。

しかし、アセチルコリンなどの神経伝達物質が脳の働きに関係するのはわかりますが、気とか波動というようなものが脳に影響があるとは、私にはちょっと信じられません。ちゃんとした科学の裏付けがあるのでしょうか。

ミセス右脳　私も夫と一緒にあのテレビを見ていました。私は科学的なことはわかりませんが、気療によって動物が眠るような強い波動が手から出るのなら、病気がよくなるというのはうなずける気がします。

ドクター統合　では、気や波動に関しての科学的な裏付けをお話しします。実は、脳はもちろん神経伝達物質がその働きに関係していますが、最近は電磁波も脳を働かせているという明確な証拠がでてきています。

　米国では、1970年代のベトナム戦争でPTSD（心的外傷後ストレス障害）やうつ病、不眠症が兵士に増え、その治療のために、微小電流を流す治療装置を開発しました。頭蓋電気療法刺激（CES）といわれる機械で、20分くらい両方の耳たぶから、様々な周波数からなる微小電流を脳に流すと、抗うつ剤のような薬と比べて副作用がない上に、これらの精神の疾患の改善に効果的であることが、メタ分析という西洋医学で一番エビデンスが高い解析法で

① 図10

頭蓋電気療法刺激（CES）

（優・春）

頭の両端に1ミリアンペア以下の低レベルの電流を使用した、PTSDを含む不安、うつ及び不眠症の治療。
中枢感作症候群にも使用されます。

4つのステップ

1. 湿らせた電極
2. 耳たぶに装着
3. 機器の電源オン
4. 快適な電流を設定し
   20分から1時間通電する

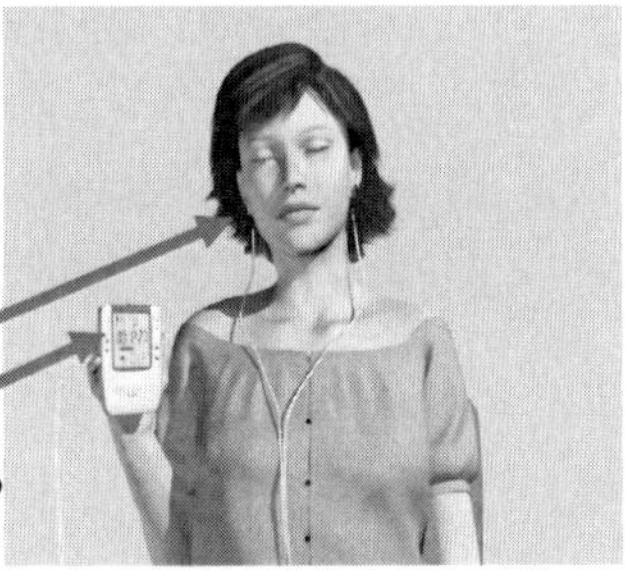

証明されました（図10－1・2）。

図10・2にそれを示していますが、0・5を越えると病気に対して効果があることになります。左から、不安神経症、うつ病、不眠症、認知症、依存症になりますが、それらのすべてに対して治療効果が0・5を超えており、頭蓋電気療法刺激による治療が効果的であることが証明されています。

ミスター左脳　その理由はわかっているのでしょうか。

ドクター統合　その答えが図10－3です。かなり専門的な話になりますが、これはｆＭＲＩ（ファンクショナルエムアールアイ）といって、脳

②

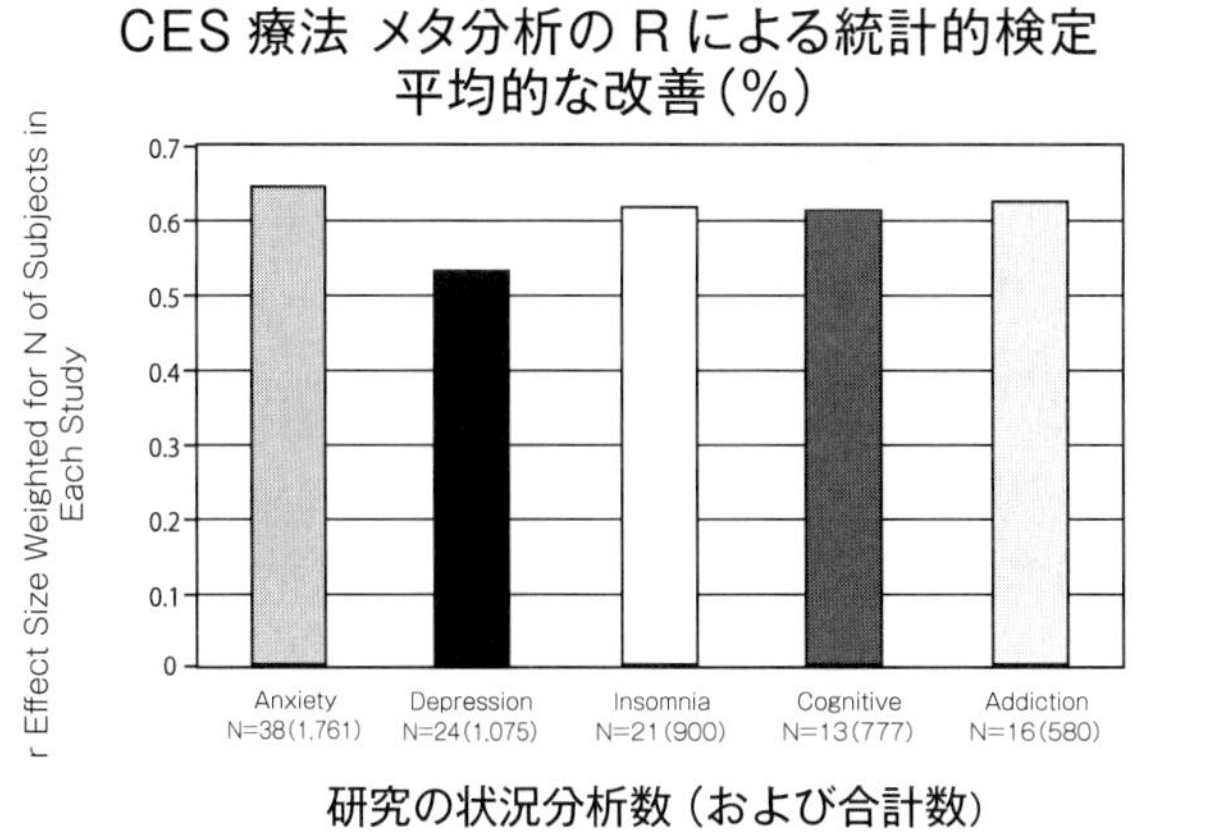

rKirsch,Daniel L.and Smith R.Cranial electrotherapy stimulation for anxiety,depression,insomnia,cognitive dysfunction,and pain.
Chapter 44 in Bioelectromagnetic Medicine.Paul R.Rosch,Editor.Marcel Dekker,New york,Pp 727-740,2004.

のどこが活性化して働いているのかをみる検査です。

驚いたことに、これらの精神の病気では、上の図のように白い矢印で示した足の領域が過剰に活性化しています。頭蓋電気療法刺激をすることで、下の図のように、その過剰な活性化を鎮めることができるのですが、それがこれらの精神の病気を治すことができる理由のようです。

ミセス右脳　なぜ精神の病気で足の領域が過剰に活性化するでしょうか。そして、それを鎮めることがなぜ精神の病気の改善に効果的なのでしょうか。

静止状態での fMRI の脳活動への CES 療法の効果　③

0.5Hz（青）と 100Hz（黄色）に関連付けられている局所的非活性化

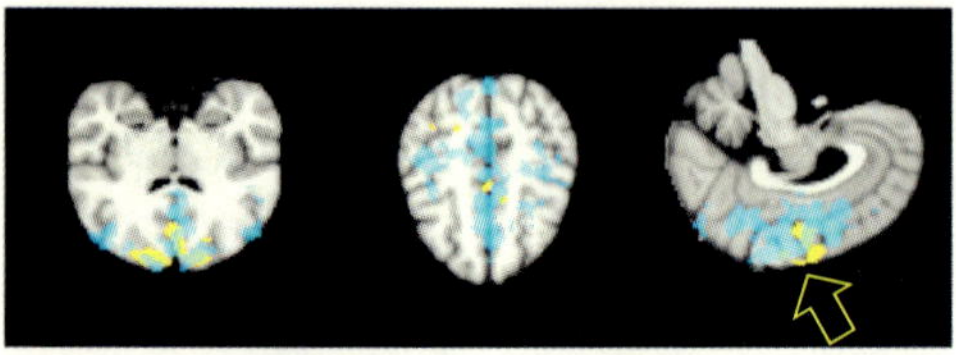

0.5Hz の電流の強度と明確に関連した部分

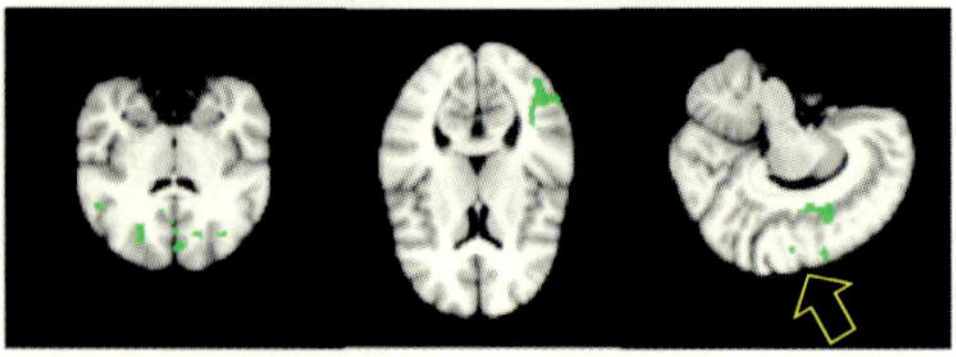

矢印が足の領域になる。上の図の過剰な活性化が下の図でなくなっているのがわかる。

Feusner,Jamie D.,Madsen,Sarah,Moody,Teena D.,Bohon,Cara,Hombacher,Emily,Bookheimer,Susan Y.and Bystritsky,Alexander.Effects of cranial electrotherapy stimulation on resting state brain activity.Brain and Behavior.Pp1-10,2012

ドクター統合　ここからは私の推測になりますが、脳には戦争と平和に対応する領域がそれぞれ存在します。人間の歴史は戦争と平和を繰り返してきたので、そのような領域があるのは当然といってもいいでしょう。戦争になると足を使って戦ったり逃げたりするので、戦争というストレスによってこの領域が活性化するとしても不思議ではありません。そして、それが過剰に活性化することが病気に結び付くと私は考えています。

たとえば、ストレスがあって眠れない「むずむず足症候群」という病気があります。足がむずむずして不眠症になる病気ですが、これもストレスが引き金となった足の領域の過剰な活性化が関係しているとすると説明がつきます。頭蓋電気療法刺激は、この過剰に活性化した回路にピンポイントに働き破壊して、病気を治すといってもいいでしょう。

ミスター左脳　米国はピンポイント攻撃が得意のようですね。

ドクター統合　そうですね。米国はこのように最先端の機械を使ってピンポイントに攻撃するのが好きなのでしょう。いずれにしても、この機械から流す電流で精神の病気が治るということは、脳が電磁波で働いている動かぬ証拠になります。そして私は、この機械の日本版が気療だと考えているのです。

ミスター左脳　気療に関しては科学的な裏付けはあるのでしょうか。

ドクター統合　神沢先生と東京電機大学との共同研究で、気療を行っている人と受けている人は皮膚温や心拍数、血流量が上がるといった、様々な自律神経の変化が出ていることが確認されています。気療を受けると脳波の中でデルタ波がふえ、睡眠状態になっていることも確認されました。

神沢先生の手から出ている波動は様々な周波数を含んでいることが確認されており、おそらく先ほどお話しした、米国の機械が様々な周波数の電気を流すのとある面似ているところがあると思われました。臨床においては、過去20年以上にわたり、気療ハンドを用いることで、神沢先生とそのお弟子さんたちが様々な病気の改善につなげてきました。

では、なぜ気療によってこのようなことが起こるのかを、私なりに解釈してみたいと思います。まず、神沢先生によると気療とは電磁気力であり、離れていても効果をおよぼすのに介在しているのは、電磁波であるということです。気療によって離れたところに影響を与えている、たとえば動物が眠る現象をみると、電磁波などの波動が作用しているのは間違いないように思えます。私も右手を気療ハンドにし左手の手掌に向けると、左手がびりびりしたり押されたような感じを受けます。何らかの波動が、右手の手掌から左手の手掌に届いているのを感じるのです。神沢先生によると、足の裏は手掌のさらに3倍くらいの力の電磁波が出るとのことです。

ここで一番知りたいことは、なぜ気療ハンドや足の裏から、そのような波動が出るのかということです。私は、手掌も足の裏も、体の中で一番周囲のものと直接関係している部位であることがポイントではないかと考えています。人は来る日も来る日も、手掌を使って様々な作業をし、足の裏を使って移動するわけで、つまり手掌は様々な道具と、足の裏は地面や床と長時間関係しているわけです。

そして、脳のお話の時に詳しく言いますが、周囲との関係性に関して一番働くのは右脳であり、右脳の究極の働きは、周囲との境界をなくして一体化するということです。境界をなくすということは、量子力学でいうと、粒子ではなく波動で周囲と関わるということになります。つまり、周囲との関係性が頻繁で強い場合は、境界をなくして、波動で関わる方がうまくいくわけです。

たとえば、武道の達人が相手の気を感じるというのも、相手に集中することで波動を感じるのでしょう。手掌と足の裏は、周囲との関係性が強いため右脳が大きく関わっており、そのため常に波動を出していると思われます。
実は神沢先生は、40歳頃、寝ているときに電気ショックのようなものが体に落ちて来るのを何回か経験をされたということなのですが、その時以来、彼から出る電磁波の波動の力が強くなったものと思われます。さらにいえば、神沢先生が開発された気療ハンド、つまり指を全部つけることが、手掌全体を、右脳的な一体化にもちこむことで、波動をさらに強くすることに役立っているように思われます。

ミスター左脳　わかるような気もしますが、すっきりとはわからないというのが、私の偽らざる気持ちです。

ミセス右脳　私は理屈のほうはさっぱりわかりませんが、感覚的にはとても納得できます。

ドクター統合　波動で病気を治す方法はいろいろありますが、波動でなぜ治るのかを言葉であらわすのは非常に難しいと思います。なぜならば波動は右脳的で、言葉は左脳にあるので、言葉では波動で治療効果があがる理由を表現するのが難しいのです。

しかし、何度も言いますが、私は理屈より患者さんがよくなるかどうかの一点のみを常に考えています。そういう意味では、気療をすることで、病気がよくなった方がたくさんいらっしゃるので、疑いの余地はありません。その一例をあげると、小脳の感染症で寝たきりになり、現代医療に見放された30代の男性が、最後の望みとして神沢先生の気療を学んだところ病状がずいぶん改善して歩けるようになり、自分も人に対して気療を施術しておられます。これなどは西洋医療ではありえない話です。

また、気療のさらに優れた点は、気療を人に施術している人自身も、それで健康になるということであり、今後高齢者が増える日本で、高齢者を含めた多くの人が気療を学び、人に施術することで自分も相手も元気になることが、日本をよくすることに大きく貢献するのではないかと私は感じています。

気療と似ている中国から伝わった気功も、たとえば癌患者さんの苦痛を取り生活の質を上げるという報告があります。これらの気を使った療法が病気の改善に効果があるのは、西洋医療的な解析をしても十分に納得のできる話なのです。

ミスター左脳　私は理屈がないと信じないタイプですが、治療法の背後にある理屈は理解が難しいにしても、これらの治療法が病気の改善に効果があるのは誰が見ても明白なので、それであれば両親の治療にも取り入れたいと思います。

ミセス右脳　波動は感覚的にわかりますし、こんなに手軽でいつでもできる治療法はないので、ぜひともやってみたいと感じました。

●ホルミシス現象を利用した治療

ドクター統合　次に、ホルミシス現象というものをご紹介したいと思います。今までお話ししてきたのは、ゆるめることを主体とする「春」の特性をもつ治療なのですが、ホルミシスは一発なぐって覚醒させるような「夏」の特性をもつ治療になります。

ミスター左脳　ホルミシス現象は初耳です。一発殴るとは、まるで戸塚ヨットスクールみたいな話ですが（笑）、医療にもそんな治療法があるんですね。

ドクター統合　たしかに戸塚ヨットスクールと似たところがありますね（苦笑）。戸塚ヨットスクールも実際よくなっている人もいますから、いまだに続いているのでしょうね。

さて、ホルミシス現象は、放射線障害の研究から発見されました。この現象が発見されるまでの放射線障害に関する仮説は、LNT（Linear Non Threshold）仮説（直線的無閾値《しきいち》仮説）という理論でした。これは、ノーベル賞をとったハーマン・J・マラー博士の研究による仮説であり、照射した放射線量に比例して、染色体異常が発生するというものです。この仮説によると、どんな低線量の放射線の照射でも染色体、つまり遺伝子の異常が発生し、その結果癌になるといいます。つまり、この値以下であれば大丈夫、という安全な放射線の線量はないことになるのです。

その後、1980年代に、ラッキー博士が宇宙飛行士を研究し、放射線ホルミシス現象を発見しました。宇宙線は、我々が地上で浴びる放射線量の数百倍の強さがあり、どの程度それが宇宙飛行士の健康面に影響を及ぼすかということをNASAから研究するように依頼されたラッキー博士は、マラー博士の仮説から考えると、当然宇宙飛行士は遺伝子の異常が発生し健康を害しているだろうと想定して研究を始めました。

ところが、10年以上研究してラッキー博士が出した結論は、低レベルの放射線はむしろ体に有益であるという、マラー博士の仮説と真逆の驚くべき結果だったのです。

ミスター左脳　すっかり混乱してしまいました。マラー博士のLNT仮説とラッキー博士の発見したホルミシス現象が180度違う理由はなんなのでしょうか。

ドクター統合　マラー博士の使ったのはショウジョウバエの精子の細胞なのですが、これがDNAの修復作用がないという極めて特殊な細胞であったことが最近わかりました。DNAの修復作用がないということは、放射線によるDNAの障害に対してその細胞は修復作用がないため、どのような低い放射線量でも障害を起こし、そのためにLNT仮説という結果になったのです。

ところが、ほとんどの細胞は、ショウジョウバエの精子の細胞と違ってDNAが障害を受けた時には修復作用があり、自分の細胞を守るようにできています。なぜならば、生物は日常的に、放射線のみならずあらゆるストレスを受け続けており、活性酸素の発生などによってDNAは障害を与えられ続けています。したがって、このような常にストレスのある環境下で生き残っていくには、DNAが障害を受けた時に修復作用をもつことは必須条件なのです。

ミスター左脳　もしかすると、マラー博士はきれいな結果を出すために、わざと特殊な細胞を使ったのでしょうか。

ドクター統合　それはわかりませんが、その結果が放射線の害に関する認識をゆがめたのは間違いありません。

その後日本ではラッキー博士の結論を確かめようと、服部禎男博士を中心に哺乳類においてホルミシス現象があるかどうかの研究が始まりました。そして、低線量の放射線を照射することにより哺乳類の細胞が元気になる、つまり癌になりにくくなったり若返ったりするということが、多くの実験で証明されたのです。

放射線は、生物にとって唯一数値化できるストレスです。放射線による適度のストレスは、細胞をむしろ活性化して元気にするということになりますね。

ミセス右脳　ホルミシス現象は医療にも使われているのでしょうか。

ドクター統合　放射線ホルミシス現象による病気の治療で、我々が一番よく知っているのは、ラドン温泉での治療です。まず、科学的な論文として、リューマチ等による骨関節炎の痛み、喘息等の呼吸器疾患の治療にラドン温泉治療が有効であるとの結論が出ています。

また、たとえば玉川温泉や三朝温泉などに逗留している人たちの体験談として、様々なタイプの癌、リューマチ、糖尿病、アトピー、脳梗塞や不眠症などの神経疾患の治療に、ラドン温泉治療、ラドン温湿浴が有効であるという報告があります。歴史的にも、内臓の病気があった武田信玄が、山梨県のラドン温泉で治療をしていたという話が伝わっています。

実は私も、この放射線ホルミシス現象を使った治療を患者さんに何回かお勧めしたことがあり、驚くような結果を得ています。たとえば、脳腫瘍の手術後に、皮膚のアレルギーを起こして皮膚の下に脳脊髄液がたまり、皮膚がなかなかつかない患者さんが何人かいらっしゃいました。その患者さんの皮膚に放射線の入ったクリームを塗ると、翌日には皮膚と骨がつくという経験を何回かしており、最後の切り札としてこれを使うことがよくあります。

また、血流が低下して壊死を起こした皮膚にこの放射線入りのクリームを塗ることで、新しい皮膚が下から盛り上がり、壊死が改善した例も経験しています。さらに最近、ラドン吸入を自宅でもできる装置が開発されており、これによって西洋医療では太刀打ちできない癌の末期状態の患者さんが改善するという経験もありました。

ミスター左脳　ところで、先生の最初のお話では、ホルミシス現象というのは放射線だけにある現象ではないのですよね？

ドクター統合　そのとおりです。ホルミシス現象は放射線だけではなく、すべての適度なストレスに対して起こる、生物の一般的な反応になります。

たとえば飢餓状態を意図的につくった断食が健康に効果があるのは、ホルミシス現象によります。運動も活性酸素が発生するというストレスを体に与えているので、ホルミシスになります。さらに、知的活動、暑さ寒さ、紫外線、毒性のある金属、低酸素、ＣＯなどのストレスは、適量であればホルミシス現象を起こすことがわかっています。

このホルミシス現象は、視床下部がホメオスタシス（恒常性）を保とうとする現象と密接に関わります。恒常性を保つために、適度のストレスを乗り越えようとする反応を、視床下部から始まって身体全体に起こすのです。

生物が本来もっているストレスに対する一般的な反応であるホルミシス現象は、実はストレスを乗り越え、いい人生を送るための生き方においてもきわめて大事な概念です。これは脳の使い方をお話しする時に詳しくお伝えしたいと思います。

ミスター左脳　ラドン温泉は病気の治療にたしかにプラスになるから、いまだに多くの人がそこに長逗留しているわけですよね。これも治療の重要なオプションになることはわかりました。

ミセス右脳　温泉に行かなくても家庭でラドン吸入ができることは、患者さんにとっては大きな福音になるでしょうね。

第3章

幸せに生きる脳の使い方

●脳を使い切ることが病気の予防、改善につながる

ドクター統合　では最後のテーマである、病気を予防したり改善する脳の使い方についてお話ししていきましょう。

生活習慣病の予防や改善には、食と身体と心の持ちようが大切だといわれますが、脳の使い方とはその中の心の持ちようにあたります。なぜ脳の使い方が病気の予防や改善に大事かといいますと、ストレスに適切に対処し乗り越えるような脳の使い方をしているかどうかが、すべてのことの本質になるからです。

自分の脳の使い方が、ストレスへの対処がうまくできずに押しつぶされるようなものであれば、食や身体に関しても、努力してきちんと実践しようとしないし、その結果として自律神経が乱れ、身体の血流が落ち、消化管の動きがおかしくなり、免疫力が下がり、様々な生活習慣病を引き起こすことにつながります。

これはお父さんの認知症やお母さんの癌の原因に、多少なりとも関わっていることです。自律神経が乱れるとお話ししましたが、本来自律神経は、日中は交感神経、夜は副交感神経主体で働き、日中に活動し夜休むことで、心身とも長く健康に過ごすことができます。ところが、ストレ

スに押しつぶされると交感神経主体で副交感神経が適切に働かなくなり、血流、免疫力、生命力が落ちて生活習慣病へとつながっていくのです。

ミスター左脳　では、自律神経を適正に働かせて、ストレスを乗り越えるためには、どのような脳の使い方をすればいいのでしょうか。

ドクター統合　私は、特に覚醒下手術を始めて脳の機能に強く興味を持つようになってからは、ストレスをどのように乗り越えればいいのか、それによって病気にならずに幸せに人生を送るためにはどのようにすればいいのかを長年様々な観点から考えてきました。そして今では、ストレスを乗り越え病気にならずに幸せに生きるには、結局は脳をできるだけ使う、使い切ることを目指すことが大事なのではないかという結論に至っています。

例をあげてみましょう。私は脳腫瘍を専門にしていますが、同じように治療をしても経過がいい人と悪い人がいます。経過の悪い人の大きな特徴は、周囲に依存して脳を使っていないということです。

たとえば、20~30歳代の若い男の人で、腫瘍がどんどん進展したり、感染が治りにくかったりと、本来は元気であるべき年齢にしては経過が極端に悪い人のひとつの特徴は、母親べったりで、人はいいのですが活動性が低く、日中テレビを見ているだけであったり、友人がお見舞いに来るといったこともほとんどなかったりと、生命力がいかにも弱いということです。実は我々医師団の認識も、母親べったりの若者を見ると、これは治療が難しいなというところは共通しています。なぜかというと、母親などに依存することで脳の自立が失われ、ストレスを乗り越えるような脳の使い方が出来なくなるからです。

ミセス右脳　私が学校に通っていたころにも周囲にそのような男性がいましたので、その気力のなさはなんとなくわかります。では逆に、脳が自立して働いている人とは具体的にはどのような人でしょうか。

ドクター統合　明治維新の精神的指導者といえば吉田松陰ですが、彼はご存知のとおり、29歳で伝馬町の牢獄で斬首されました。彼は人生の後半のかなりの年数を牢屋に入ったり自宅で謹慎させられ、最後は斬首されるという現代人の想像を絶する強烈なストレスを受けました。ところが、彼が環境の劣悪な牢獄で、病気で寝込んだり、うつになったりということはまったくありませんでした。それどころが、斬首される時も全く動揺がなく、周囲の人がこのような豪胆な人は見たことがないと驚いたくらいです。

病気になってどんどん病状が悪くなっていく現代の若者と、それに比べてはるかに環境の厳しい中を、健康を保ち、猛烈に活躍した吉田松陰とは何が違うのでしょうか。

日本人が脳を使い切るために必要なもの

ミスター左脳　吉田松陰は自立心が強く、病状が悪くなる若者は依存心が強いということが大きな違いなのでしょうが、それがなぜ健康と病気の違いに結び付くのかはわかりませんね。

ミセス右脳　理屈をはっきりは説明できませんが、なんというか魂の問題のように感じます。

ドクター統合　なかなか鋭いですね。私も同感ですが、魂の問題は脳の使い方の様々なことをお話しして、最後に触れたいと思います。

では、どこが明らかに違うかというと、依存心の強い若者は、実は自分のことしか考えていないのです。母親も、寂しさのせいか自分のことしか考えておらず、彼の自立を促すのではなく自分に依存することを望んでいるわけです。そうなると、常に母親の判断を仰ぐようになり、自分の脳が働かなくなります。ちょっとしたストレスにも自分ひとりでは対処できず、小心翼々として不安感一杯で生活しているので、先ほどお話ししたように自律神経のバランスを崩し、生活習慣病になっていくわけです。

一方吉田松陰は、幼いころからの教育により、私が全くなく公に生きていました。前者とは正反対で、自分のことは全く考えていないわけです。彼は時代が沸騰している幕末に生きましたが、そのときの公とは、西洋列強にほとんどの国が植民地化されつつあったアジアの最後の砦となっている日本を、西洋列強の侵略から救うということでした。

その日本を救うという強い公の気持ちがあり、そのための学問を牢屋の中でもやり続け、公のためにともに学び戦う仲間や弟子との強い絆をつくり、その結果脳のあらゆる部位がどんどんレベル高く使えるようになったのが吉田松陰の脳だと私は考えています。その結果として、死後に彼の魂が弟子の高杉晋作らに伝わり、明治維新の回天につながったのです。

ミセス右脳　吉田松陰は、今の依存心の強い若者に比べて魂のレベルが高いということですね。

ミスター左脳　うーん、それが病気の予防につながるというのは、なんとなくわかりますが、理屈としてはっきりと納得するには少々飛躍があるように感じます。

ドクター統合　私は、魂は自律神経の中枢である視床下部が大きく関わっていると考えていますが、このことについては脳のお話をいろいろした最後にお話しできればと思います。

ひとつだけ、先ほど気療ハンドのお話の中で、脳が働くのは単なる神経伝達物質のやりとりのみではなくて、電磁波の波動も関わっているとお話ししました。これは私の想像ですが、幕末に活躍した西郷隆盛に会う人会う人が惹きつけられたというのも、彼の発する強い電磁波が、会った人の脳を安心させたのではないかと思うのです。そうでなければ、無口だったという彼に、会うだけで強く惹きつけられるというのは説明がつかないでしょう。

なぜこういう話になるかというと、吉田松陰が松下村塾で教育したのは、もともと平凡な少年だった人たちでした。ところが、その多くが並はずれた優れた人間となって集団をつくり、日本の流れをひっくり返すまで至ったのです。そんなことを成し得たのは、吉田松陰は塾生に単に知識を教えたというようなレベルではなく、彼のもつ魂が波動となって塾生に伝わり、彼の死後それぞれが小さな吉田松陰となって、おのれの志のために戦う強烈なエネルギーをもったからだと私は考えています。

人は当然いずれ死ぬわけですが、吉田松陰のもつ脳の波動、魂ともいうべきものは、ずっと弟子たちの中に生き続けたのであり、そういう意味では吉田松陰は死んでいないわけです。つまり、吉田松陰の人生を見ると、このような優れた人は、死は単に肉体がなくなっただけで、むしろ肉体から解き放たれた彼の魂が死後もどんどん他の人の脳に広がっていったといっていいでしょう。

彼は英雄なので、極端な例に感じるかもしれませんが、私は魂のレベルを上げることが病気の予防や改善の本質的なことだと感じています。これは、最近臨死体験をした何人かの人とお会いするチャンスがあり、お話をお伺いすると、臨死体験の後、死への恐怖がなくなると同時に病気が治った例もあり、これらは魂のレベルが上がると健康になる一つの証拠かと思います。

ミスター左脳　魂のレベルを上げると病気にならないというのは魅力的な話ですが、我々凡人は吉田松陰のような教育も受けていないし、臨死体験もしていないわけですから、現実的ではない気がします。でも、そのような平凡な私たちでも、魂のレベルをあげ、健康になる方法はあるでしょうか。

ドクターＩ統合　それは結論からいうと、日本精神を持つことだと思います。日本精神を持つことが、我々日本人が脳を使い切り病気を防ぐことに大きなプラスになること、それだけではなくそれが世界を変える可能性があることをこれからお話ししたいと思います。

ミセス右脳　それは明るくて楽しそうな話ですね。ぜひお聞かせください！

●脳の機能―左脳と右脳

ドクターＩ統合　私は長年臨床医をしているので、どのような脳の機能がどこにあるかという単に知識のみの話ではなく、その背後にある脳の機能の本質を知り、それが人間の生き方にどう結びついているか、それをもとにして患者さんが抱えているストレスに対してどのような助言ができるのかを常に考えてきました。それに関して、私が今考えていることをお話ししたいと思います。

まず、脳の機能の大きなくくりとして、左脳、右脳についてお話しします。脳は互いに深く関連している機能が近くに集まっています。ほとんどの人が、左脳には言語に関する機能が集まっています。具体的には、読み書きや計算、会話、そして論理的に考えたりする高度な機能がすべて左脳に集まっています。

一方、右脳の機能はどうかといえば、空間に関する機能です。具体的には、空間の中で身体を動かしたり、身体を使ってなにか行うことに集中したり、人の表情を見て感情を読み取ったりといった言語を使わない機能が右脳に集まっているのです。

実は左脳と右脳は、脳梁という細い神経線維の束でつながっているだけであり、脳はひとつのものというよりも、左右の本質が違う独立国が協力し合って働いているといった見方をしたほうが、その機能を理解しやすくなります。では、左脳と右脳の本質は何でしょうか。

ミスター左脳　左脳が人間らしくて右脳は動物的と聞いたことがありますが……。

ドクター統合　それはある意味正しくて、ある意味間違いですね。人間は地球上で言葉を持つ唯一の生物なので、その主役である左脳が働いてきたから社会が進歩してきたわけですが、その進歩したことが残念ながら、地球に害を及ぼしている側面もあります。

そういう意味では、左脳が右脳より人間的で上ということは全くありません。私はむしろ、今の時代は右脳がより重要になっていると考えています。

ミスター左脳　たしかに、左脳はいずれＡＩにとって代わられそうな時代になりましたからね。では先生は、左脳と右脳の本質をどうお考えなのでしょうか。

ドクター統合　人間が生きていくのに、脳を使って対応すべき大きな２つの要素は、時間と空間です。そして私は、左脳は時間に関係することを、右脳は空間に関係することを扱っているとすると、本質が理解しやすいと考えています。

まず、人間は過去のことをふまえて未来をどうしようか、たとえばどうやれば同じ失敗を繰り返さないか、どうすれば現状を変えてより良いものにできるのかと考えることが、時間の流れの中で脳を使うことにあたります。これには、言語が役立ちます。言語は、過去を言葉という明確なもので定着させて、未来に進歩するために有用です。

たとえば、私は過去に行った手術の手順をすべて言語化しているのですが、その理由は、言語化した手順を徹底的に頭に入れると、同じ失敗は二度と繰り返さず、手術の技術が確実に進歩していくからです。

手術を徹底して言語化していない脳外科医はどうなるかというと、しばらくすると同じ失敗を必ず繰り返すことになります。言語化しないイメージだけの記憶に頼ったり、勢いや精神力だけで手術をすると、どうしても細部が抜け落ち、失敗につながります。左脳は主にこのようなかたちで言語を扱っているので、時間の流れの中で使っている脳といってもいいでしょう。

ミスター左脳　私は歴史小説を読むのが好きなのですが、その理由を考えてみると、面白いということもありますが、たしかに過去の偉人から私のこれからの生き方について学びたいという、時間の流れの要素もありますね。

ドクター統合　一方、右脳は今現在の空間に関わることを扱っています。スポーツをするときには、今現在ある周囲の空間に対して意識を集中します。また、人間関係においても、単に会話の内容だけではなく、その人の表情や言葉の調子から、機嫌がいいのか怒っているのかを推測します。

このように、右脳は、言葉を介さない部分での周囲の空間にいる人や物に関わっています。そして、右脳の機能が目指すところは何であるかというと、周囲の人や物と調和することといってもいいでしょう。調和することで、周囲の人や物との関係がうまくいくようになります。

右脳の機能が活性化していくと、行き着くのは、調和することで周囲との境界がなくなり、やがて一体化するという究極の状態なのです。

ミセス右脳　そうなることが私の理想なのですが、そんなことが現実にあるのでしょうか。

ドクター統合　右脳が活性化すると周囲と一体化するというのは決して荒唐無稽な話ではなく、ジル・ボルト・テイラーという脳科学者が実際に経験したことです。彼女は１９９６年12月10日の朝、左の側頭葉に出血を起こしました。そのときに、自分の体の境界が分からなくなって周囲に溶け込み、全てのエネルギーと一体となり、彼女の魂はまるで涅槃に入ったような、歓喜に心を躍らせるような幸福感に包まれたのです。この現象は、左脳の機能が一時的に落ちて、右脳が過剰に活性化したことによって起こったものです。

また、北鎌倉の円覚寺の現管主の横田南嶺さんも同じように、厳しい座禅の修行の最中に突然周りに光が見えて、ものすごい幸福感に包まれた経験があるとのことでした。右の頭頂葉にある楔前部《けつぜんぶ》の体積が大きいほど幸福を感じるという最近の研究結果もあり、右脳によって幸せを感じるということは、おそらく間違いないでしょう。

ミスター左脳　右脳が、周囲と一体化して幸せを感じることと関わっているというのは意外でした。ただ、左脳が司る言語は、物事を粒子のようにはっきりさせ、様々なものとものの区別をつけたり、境界をつくるためにあるという印象があります。先ほどの脳科学者の方のお話から考えても、最近私が興味を持っている量子力学でいうところの粒子が左脳、波動が右脳にあてはまるのではないかと感じました。

●人には左脳型、右脳型がある

ミスター左脳　それにしても、なぜ左脳と右脳は、そのような働きを司るようになったのでしょうか。

ドクター統合　これは大変難しい問題ですが、私はこのように考えています。

先ほど、覚醒下手術ほど神経機能がはっきりわかるものはないとお話ししましたね。それによってわかったことのひとつが、左の扁桃体と右の扁桃体との機能の違いです。左の扁桃体の近くに脳腫瘍があり、手術で扁桃体に近づくことが何回かあったのですが、そのときには患者さんが叫んだり怒ったり、ものすごく攻撃的な反応を起こします。ところが、右の扁桃体に近づくと逆に眠くなったりして、現実から逃げるような反応を起こすのです。

脳科学の論文にも、これを裏付けるようなものがたくさんあります。たとえば、ＰＴＳＤ（Post-traumatic stress disorder・心的外傷後ストレス障害）という病気があります。これは、たとえば大震災といった命が脅かされるような強いストレスを受けた後、それをしばしば思い出し、精神的な苦痛を感じて、以前のような平穏な生活を送ることが困難になってしまう病気です。このＰＴＳＤは、右の扁桃体の過剰な活性化が原因であるという報告があります。右の扁桃体がストレスで過剰に活性化されると、辛い現実から逃げようとして、普通の生活が送れなくなるわけです。

一方、左の扁桃体が過剰に活性化したことから起こる病気に、境界型人格障害があります。これは、何かストレスがあると、他人に対して激しく怒ったり攻撃的になる病気ですが、左の扁桃体の過剰な活性化と関係しているという報告があります。

ストレスがあると、扁桃体は活性化します。左脳は攻撃的、右脳は逃避的になる傾向があることが、左脳が周囲と境界をつくりたがり、右脳が周囲と境界をなくし一体化したがることに密接に関わると私は考えています。なぜならば、攻撃をやりやすくするには、相手との境界を作り、相手は自分と全く違う人間で、しかも悪であるとしたほうが都合がいいわけです。右脳のように相手と一体化しようとすると、攻撃の矛先が鈍ります。そして攻撃して相手に勝つには、技術の進歩が必要です。技術を進歩させるには、どうしても言語を使う必要があるのです。

このように言葉というのは、攻撃性と大きく関係しています。たとえば、欧米はあらゆることを言語化する契約社会ですが、基本的に彼らは他人を信頼していないので、相手がなにかトラブルを起こしたらすぐにやっつけるために言葉を使います。昔の日本人は、無口だけれど信頼できる人が多かったようですが、本当に信頼している相手には、言葉は必要ないのです。

一方、右脳のように全体が一つだという気持ちが強いと、もし自分にトラブルがあり、その結果周りに迷惑をかけていると思えば、自分が消えてなくなればいいという発想になります。そのために、ストレスがあると右脳は逃避的になるのだと私は考えています。このように左脳と右脳の攻撃か逃避かの傾向がベースにあって、それぞれが時間と空間に特化していったと私は推測しています。

では、なぜ左脳に攻撃性が入ったかというと、これは私の全くの推測ですが、心臓が左にあることと関係しているのではないかと思っています。心臓が左にあるため、人は戦う時に、左手で心臓を守り、右手で攻撃するわけですが、その攻撃に使う右手を動かしているのが左脳であることが、攻撃性とかかわっているのではないでしょうか。

ミスター左脳　なるほど、それは面白い話ですし、なんとなく納得もできます。左脳と右脳は、本質的には対照的な機能を持っていることがよくわかりました。

ところで、よくいわれる左脳型、右脳型というものはあるのでしょうか。私が読んだ脳科学者の本には、そんなものはないと書かれていたのですが。

ドクター統合　私は、長年現場で脳の機能を見てきているので、脳の使い方がどちらかに傾いている、つまり左脳型、右脳型というのは、間違いなくあると考えています。その一つの証拠として、脳の同じ場所が障害を受けても、人によって大きく症状が違うということがあげられます。

私が過去に診た患者さんで、左の側頭葉に脳腫瘍が出来て、脳の機能が障害を起こした二人の患者さんがいました。この二人は、年齢、性別が全く同じで、なんと信じている宗教まで同じでした。ところが、二人は性格が対照的でした。片方は理屈っぽく、いつも一人で私の外来に来て、脳の機能についてこと細かく質問し、知識を得ることに喜びを感じているような方でした。もう一人はいつも家族と一緒に外来に来て、にこにこしているだけで全く質問しないのです。

そんな対照的な二人が、同じ左の側頭葉に脳腫瘍ができてどうなったかというと、失語症になったのは二人とも同じだったのですが、前者は周囲の人たちに攻撃的な言動をするようになり、その後急激に病状が悪化して治療の甲斐もなく亡くなられました。ところが後者は、失語症になってもいつもにこにこしており、ストレスをあまり感じず長く生きられました。

これは、両者の脳の使い方に違いがあると考えなければ、全く説明がつかない出来事です。つまり、前者は脳の使い方がもともと左脳に傾いているので理屈っぽく、ふだん一番使っている左脳がやられたので、主体となっている左の扁桃体が強いストレスを感じて、攻撃的になったと思われます。一方、後者は、脳の使い方がもともと右脳に傾いているので、ふだんから家庭的で、自分があまり使っていない左脳がやられてもあまりストレスを感じず、にこにこして長生きをしたと推測されます。このような両者の性格の違いも、普段の脳の使い方の違いからきているとすると、納得できますね。

ミセス右脳　私は、人には左脳型、右脳型があるということには、共感できます。人によって性格は違いますし、理屈が好きな人がいれば人間関係を重視している人もいますので、脳の使い方が人によって傾きがあると考えた方が自然ですよね。

西洋医療と東洋医療の違い

ミセス右脳　では、人によって普段から左脳、右脳のどちらかをより使う傾向があるのだとすると、それは人生を生きていく上でどのような影響があるのでしょうか。

ドクター統合　いい質問ですね。脳のことを知ると、物事を脳で整理できるようになります。脳の機能は普遍的なので、それを学ぶと、自分の生き方を今後どのようにすれば、さらに将来自分の脳が使えるようになるか、つまり自分に最適な人生のかじ取りのやり方がわかるようになるのです。

たとえば、私の本業である医療に関してお話ししてみましょう。結論からいうと、西洋医療は左脳的、東洋医療は右脳的といっていいと思います。私は医者になった時から、長らく西洋医療を学んできました。西洋医療においては、身体をどんどん部位別にわけ、病気を細分化し、様々な部位別に、病気を診断し治療する専門家集団を作っています。

私は脳外科医ですが、そのような脳の病気を手術することに特化した職業をつくる理由は、脳外科手術が脳の疾患との厳しい戦いであり、長年のトレーニングと脳の手術に関する該博《がいはく》な知識が必要だからです。その結果として、我々は、１０年前であれば症状の悪化なしには摘出できなかった脳腫瘍の手術を、覚醒下手術や、どの部位を手術しているのかが瞬時にわかるナビゲーションシステムなどを使って、ほぼ症状の悪化なしに手術ができるようになりました。

手術は病気との戦争です。実際、ナビゲーションシステムは米国の軍事技術からきています。このような手術は、世界中見渡しても我々の病院で長年トレーニングを積んだ人間しかできません。そういう意味では、西洋医療には大きなメリットがあります。つまり、西洋医療は外敵との戦い、たとえば外からくるものである感染症や、脳腫瘍などの命にかかわるような厳しい病気に対しては非常に有効であるといえるでしょう。戦前や戦後しばらく死因の一位だった結核が激減したのも、西洋医療の抗生物質のおかげにほかなりません。

ミセス右脳　西洋医療が厳しい病気との戦いに強いのは納得できます。でも、西洋医療ではよくならない人もたくさんいて、最近では受けたがらない人も増えました。西洋医療の問題点はどういうところにあるのでしょうか。

ドクター統合　西洋医療の問題点は、最近多くの方が苦しんでいる生活習慣病、つまり自分の身体の中から出てくる癌や心臓病や糖尿病などには決して強くないということです。

今までお話ししたとおり、癌の主な原因は食生活の乱れ、運動不足、ストレスを抱えやすい心の問題などです。したがって、食を正しいものに変え、適度な運動をし、ストレスに適切に対処することで、多くの生活習慣病は防ぐことができるのです。

これは、西洋医療のように身体を臓器別に細分化するのではなく、食や運動や心の持ちようで身体全体の免疫力や生命力を上げようという、すなわち身体全体はひとつのものであるとみる右脳的な医療になります。そして、これが東洋医学的なやり方なのです。

ミスター左脳　結局、どちらの医療が優れているのでしょうか。

ドクター統合　東洋医学的なアプローチにも問題点はあって、生活習慣病の根本的な原因を治療していくことを目指すため、切れ味が鋭いわけではなく、どうしても時間がかかります。そのため、何度かお伝えしてきたとおり、私はそれぞれの特徴を活かした治療がいいのではないか、つまり西洋医療で急場をしのぎつつ、東洋医療的な治療法も最初から併用するという統合医療のような治療法が一番いいのではないかと考えています。

統合医療というのは、ただ単に西洋医療と東洋医療を合体させるということではなくて、患者さんにとって何が一番プラスになるか、両者の治療の得失をみて組み合わせる治療法です。そういう意味では、統合医療は、相手を見てうまくさじ加減をすることに長けた民族である日本人にこそ、一番向いている治療法だと私は確信しています。

私の経験した悪性の脳腫瘍の症例ですが、病気の最初から、西洋医療だけではなく、食事などの東洋的な医療を併用した方がいらっしゃいました。西洋医療だけであれば、腫瘍は壊死といって、死んで腫れていくか、一部が生き残ってどんどん腫れていくかのどちらかです。しかし、その方は、驚くべきことに腫瘍が消えていく、つまりアポトーシスを起こして治っていったのです。

ミセス右脳　なぜ西洋医療と東洋医療でそのような違いが出るのでしょうか。

ドクター統合　体を街にたとえると、癌というのは、その街育ちのぐれた若者のようなものです。ぐれた若者を射殺して消そうとするのが西洋の治療です。もちろん、テロリストのように、いますぐにも街に害をおよぼす危険がある場合には、射殺もいたしかたない面があるでしょう。しかし、ぐれた若者を排除しても、街自体の風紀が乱れていたり産業がなくて若者が働く場所がなければ、また別のぐれた若者が出てきてしまいます。

西洋医療だけでは、癌などの生活習慣病が完治しないのは、そこに理由があります。街の風紀をよくして産業をつくれば、ぐれた若者は自然といなくなるわけで、それをやっていこうというのが東洋医療なのです。

ミセス右脳　なるほど、だから統合医療を病気の最初からやる必要があるわけですね。

ミスター左脳　会社でも同じですね。外資系によくありますが、左脳的なやり方で、売り上げなどの数字で人の優劣を事細かにつけ、勝ったものだけが生き残るようにしてしまうと、チームワークが悪くなり、むしろ会社の売り上げが下がることがよくあります。日本の昔からの企業のように、右脳的なやり方で、従業員を家族のように扱い、会社全体を一体化した方が、長い目で見て売り上げが上がるように思います。

●右脳が弱っている現代日本人

ミスター左脳　先生が先ほどおっしゃった、吉田松陰が活躍した明治維新などは左脳と右脳のぶつかり合いみたいなものだったのではないでしょうか。

ドクター統合　まさにそうですね。ご存じの通り、米国人のペリー提督が日本を開国させようとしたところから、幕末が始まりました。幕末は、脳からいうと左脳主体の欧米列強と右脳主体の日本の衝突という側面があります。

その当時の欧米列強は、産業革命により自国の製品を世界で売りさばく必要があり、また強大な軍事力を持つようになったので、アジアやアフリカに植民地を広げている時代でした。産業革命の進行につれて、欧米にもあった右脳的な、人々が濃い繋がりを持っていた田舎が廃れ、左脳的な、効率を重んじ能力で競争する都会に人々が集中するようになり、国家も、力に任せて他国に侵略するような帝国主義になりました。その欧米列強の帝国主義がどんどん世界をのみこんでいた時代の最後の砦が、日本だったわけです。

幕末は、武士道のような日本精神をもった多くの若い志士たちが、日本を植民地にしないようにまとまって戦ったので、独立国として近代化することに成功しました。その思想的な中心となった吉田松陰は、西洋の力の強い者が支配する左脳的な価値観に対して、日本のように天皇を中心としてまとまる右脳的な日本の価値観が、大きく違うことを認識していました。国の危機があると、人々が天皇を中心にまとまるという日本人のいい面がうまく働いたのが幕末だといえるでしょう。

ミスター左脳　なるほど、歴史も人間の脳の働きからきているので、左脳と右脳の機能の違いが、歴史の流れに関わっているのは納得できますね。

ところで、ふと気になったのですが、戦前はうちの父のような認知症の方はほとんどいなかったという話を聞いたことがあります。戦前と違う戦後特有の脳の使い方が、認知症に関わっているのでしょうか。

ドクター統合　私は関わっていると感じています。実は、認知症になりにくい性格に関する報告をみると、結果が世界のどの国でも共通していて、それは、誠実さ、寛容さ、外向性、自立心です。誠実さ、寛容さ、外向性は右脳的な機能といってもいいでしょう。

戦前の日本人は、今と比べてはるかに人間関係の濃い右脳的な民族でした。また、今の人に比べて、他人に迷惑をかけたくないという自立心も旺盛でした。つまり、戦前の日本人は、今お話しした認知症になりにくい性格を色濃く持っており、そのために認知症が少なかったのでしょう。ところが戦後、米国に負けて自信を失った日本人は、米国式のやり方を全面的に取り入れ、日本人の右脳的ないいところを失うとともに、認知症になりにくい性格も失ったように思います。

このことは、若い人たちにもいえます。今増えている発達障害も、私は右脳の機能障害が関わっているように感じます。アスペルガーは、人の表情をみても気持ちがわからないなどの症状があり、ＡＤＨＤ（注意欠如多動性障害）は集中力がないなどの症状があり、それらの症状は右脳の機能低下に関わっています。最近の若い人の多くが、家にこもってテレビゲームなどばかりをしていて、昔のように自然の中で大勢の仲間と遊んだりしていないことが、発達障害の人たちが日本で増えた一因といえるでしょう。

ミセス右脳　日本人の右脳が弱っているというのは、私も感じます。ところで、そもそもどうして、欧米の西洋人が左脳的で日本人が右脳的になったのでしょうか。

ドクター統合　それは、自然との関係が大きいのではないでしょうか。庭園を見てもわかるように、西洋は自然をコントロールしようとしますが、日本は自然に合わせようとします。

西洋文明は、一神教をベースに発達しました。一神教は、行動の大元になる経典があるのをみてもわかるように、言語を主体とした宗教です。

キリスト教もイスラム教も、砂漠から出ています。砂漠のような、水のない生物にとって厳しい環境では、人は貴重なオアシスをめぐって生き残るために戦うしかなくなるので、どうしても左脳が優位になるのではないかと私は考えています。なぜかというと、先ほどお話ししたとおり、戦いに勝つには、左脳を使い言語化する必要があるからです。

さらに、戦いに勝つためには、たとえ戦いで死んでも、その神を信じていれば確実に天国に行

ける という安心感が必要です。そうすると、死を恐れず戦い、勝利につながることになります。これは、西洋から出てきた共産主義やファシズムのような、○○主義といったものも同様であり、その中心にはやはり経典があります。共産主義であればマルクスの「資本論」、ファシズムであればヒットラーの「我が闘争」になりますね。

ところが、日本にしかない宗教である神道には、経典がありません。日本は、世界的に見ても雨が多く、自然が豊かです。しかも、四季の変化が大きく、災害も多く、厳しい面もあります。特に大災害のあとには、人間は自然を支配することは到底できず、自然を畏れ、自然に合わせるしかないと思うのが、それこそ自然な気持ちです。そして自然には、当然言葉はありません。

ハンティントンの有名な文明論では、「日本の文明だけは、ほかの文明と違う孤立したものだ」と述べています。このひとつの理由が、天皇という、五穀豊穣を祈ってきた司祭であり、常に国民の幸せを祈っていらっしゃる右脳の極致といってもいい存在が、建国のときから国家の中心にいるという国が他にはないからです。西洋の先進国は、すべて一神教かなんらかの主義を国家のベースにしており、八百万の神を信じる多神教が残っている先進国は、日本しかないのです。

ミスター左脳　先ほどの話に戻りますが、左脳の発達した西洋諸国が今行き詰っているようにみえます。世界の最先端を走っている左脳主体の欧米社会が行き詰っていることについてはどうお考えですか。

ドクター統合　一般的にいうと、脳腫瘍や脳卒中で左脳の障害を受けても、失語症にはなりますがストレスを感じず幸せそうに暮らしている人が多くいらっしゃいます。一方、右脳が脳腫瘍や脳卒中で障害を受けると、言葉は問題ないのですが、集中力がなくなったり元気がなくなったりと、精神的な苦痛を感じている人が多いのです。

幸福感は右脳で感じるとお話ししましたが、それゆえに右脳主体で生きた方が、人間は幸せになるように思います。左脳主体で生きると、確かに進歩を続け競争には勝つかもしれませんが、周囲との軋轢を生み、結果として不幸を招くように思われます。日本が右脳的であり、しかも先進国であるということが、今の左脳主体の西欧や中東諸国の行き詰まりに対しての、打開策のヒントになるように感じています。

ミスター左脳　日本人が、日本人らしい右脳をよりよく使うような脳の使い方をすれば、日本人の幸せにつながるし、それを世界に広げれば、世界もよくなっていくということですね。

ミセス右脳　先生のお話を伺っていても私自身を顧みても、きっと男性に比べると女性はより右脳主体なのだと思います。でも、戦後日本が左脳主体を取り入れていったことで、女性も男性と同等に勉強でも仕事でも競争することを教えられ、求められて、そのおかげでギスギスした不幸そうな人が増えたように感じます。

女性が仕事をするのはいいことだと思いますが、仕事で女性が能力を発揮するためには、左脳的に正面きって男と競争するのではなく、右脳的に人の気持ちを考え周囲と調和しながら仕事を進めるのがよいのでしょうね。そうすれば、もっと自然な女性らしさが出て幸せに働けるし、結局は能力も発揮できるように思いました。

●脳の機能――動物脳・人間脳

ドクター統合　大脳には、左脳と右脳とは別にもうひとつの大きく対立する領域として、内側と外側があります。

大脳の内側には、「大脳辺縁系」という、動物的な、一言でいうと自分を守るための脳があります。ストレスで強く活性化される扁桃体も、大脳辺縁系に属しています。人間にとって最大のストレスはなんであるかといえば、当然死への恐怖ということになるでしょう。死への恐怖に襲われると、扁桃体が過剰に活性化します。これが長く続くとＰＴＳＤなどを発症し、日常生活が普通に送れなくなります。

また「報酬系」という、やはり脳を働かせるのに重要な部位もあります。何か欲しいものがあり、その欲望が満たされたときに気持ちよさを感じる場所であり、ドーパミンを介した経路と関わっています。先ほどの扁桃体はストレスなどによる不快感に関わりますが、報酬系は快感と関わります。

快感は、人間の行動の強い原動力になりプラスの面もありますが、その一方で、人の心の弱さのためか、快感におぼれて報酬系を過剰に活性化しようとすることが往々にしてあり、その果ては俗に言う「飲む打つ買う」などといった悪い習慣にはまってしまい、むしろマイナスに働くことにもなりかねません。扁桃体も報酬系も強いエネルギーがあるがゆえに、適切に働けば脳にプラスになりますが、ストレスで強く刺激されるので簡単にはコントロールできず、むしろ脳にとってマイナスに働くこともしばしばあり、これが人生を生きる上での重要なテーマになります。

ミスター左脳　悪い習慣は中毒性があるといいますが、脳の働きとも関わっているのですね。

ドクター統合　そのとおりです。さらに、別のきわめて重要な部位として、視床下部という自律神経の中枢があります。自律神経には、自分の体温や血圧などを一定に保とうとするホメオスタシスという働きがあります。

視床下部がしっかり働いていると、人間は様々なストレスを乗り越えて、安定して活動することができます。これには、視床下部から出るホルモンも関わっています。覚醒下手術を行ったときに、視床下部を少し押すだけで患者さんの意識がなくなっていくことを何例か経験しましたが、それほど人間の脳にとっては重要な部位になります。

これらの部位を含む大脳辺縁系は、自分の身を守るという動物的な機能に関わっているので、私は大脳辺縁系を「動物脳」と呼んでいます。

その動物脳を取り巻くように、人間だけがよく発達している脳の部位があります。解剖用語では大脳新皮質になりますが、人間らしさをつくっている脳なので、この部位を私は、「人間脳」と呼んでいます。人間がいまのような社会をつくるまでに至った進歩の道のりは、人間脳が主体となって行ってきたことです。

ミセス右脳　さきほど右脳が主体の方がいいとおっしゃいましたが、動物脳、人間脳を比べると、やはり人間脳が主体の方がいいわけでしょうか。

ドクター統合　脳の話はそれほど単純ではありません。脳腫瘍が、人間脳と動物脳のどちらにあった場合に、より容体が厳しいかと言えば、明らかに動物脳にあった場合です。動物脳に脳腫瘍があると、ほとんどの人が植物人間状態になり、時には命を落とすこともあります。しかし、人間脳に脳腫瘍がある場合であれば、しゃべりにくいとか手足をうごかしにくいなどといったことになることはありますが、命にかかわることは、余程大きくならないかぎりはありえません。ストレスに対応して主に活性化するのは動物脳です。先ほどお話ししたとおり、この働きをどうコントロールするのかが、人生の大きなテーマになります。

動物脳は脳幹と強いつながりがあり、人間の生命力の源といっても過言ではありません。人間が生きていくうえで大事なことは、まず生命力が強いことです。ストレスがあったときに、すぐにへなへなとなるような弱い生命力では、山あり谷ありの人生のどこかで必ず行き詰まってしまいます。強い生命力のある動物脳をもって、なおかつそれをコントロールすることが、脳を使うには大事なのです。

ミスター左脳　動物脳を元気にして、なおかつコントロールするということですね。たしかに父をみていると、体は弱ってきているのに、昔より癇癪を起こすことが多く、動物脳がコントロールできていないように感じます。動物脳が弱っている上にコントロールができていないという状況なのでしょう。動物脳が元気になり、なおかつコントロールすることは、簡単にはできそうもないように思いますが、一体どうすればいいのでしょう。

ドクター統合　まず、動物脳を元気にするにはどうすればいいのかをお話ししましょう。歴史をみると、厳しい環境になったり楽しい環境になったりと、環境の落差が大きければ大きいほど、動物脳に刺激が入り元気になるようです。子供の頃から恵まれて贅沢三昧だったり、逆に厳しい環境がずっと続いているだけでは、動物脳は元気にはなりません。

過去の偉人をみると、環境の落差が激しい人生を送った人たちばかりです。

ミセス右脳　たしかにそうですね。もともと裕福で幸せな家庭に生まれて、幼少期に没落したというような環境の人が多いように思います。たとえば徳川家康や松下幸之助は、まさしくそのような幼少期、少年時代を送っていますね。

ドクター統合　これはおそらく、幸せな家庭で愛情豊かな母がいればオキシトシン、楽しい時はドーパミンが出て脳の発達が促され、厳しい時はノルアドレナリン、それを長い時間かけて乗り越えるのにセロトニンが出るというように、さまざまな神経伝達物質が分泌され、それぞれの環境に応じて神経回路が整備されるといったかたちで、そのような落差の大きな環境が動物脳を強く刺激したからでしょう。

しかし、動物脳が強いだけでは動物と同じです。それを人間らしくコントロールしてはじめて、社会でまっとうに生きていけるのです。今起きている様々な事件は、動物脳が過剰に活性化し、それをコントロールできないために起こっていることが非常に多いと私は感じています。

実は、動物脳が本当に強ければ、逆に変な暴走はしません。本当に強い動物は、仕留められる獲物を周到に狙うものです。今の多くの事件は、動物脳がもともと弱く、さらにそれをコントロールする訓練を受けていないという、現代人特有の脳の使い方からきていると私は思っています。

たとえば、おとなしいと思っていた子供が大人になってとんでもない事件を起こすことがよくあります。おとなしい子供は、動物脳が弱いからおとなしいわけですが、逆に言うと、周りと波風を立てないため子供の頃に動物脳をコントロールする機会がないのです。それが大人になって強いストレスを受けると、動物脳をコントロールできないからとんでもない事件を起こすことにつながります。

これが、動物脳が強い子どもであれば、子供の頃からいたずらばかりするので、大人に叱られたり人とぶつかったりと様々な経験が積めるため、動物脳をコントロールできるようになります。そのほうが大人になるとまっとうな人生を歩む場合が多いわけです。大変なわんぱく少年が、スポーツや将棋などの勝負ごとに出会って鍛えられ、素晴らしい人格者になったという方が多くいらっしゃいますね。

動物脳をコントロールする方法

ミスター左脳　では、動物脳をコントロールするにはどうすればいいのでしょうか。

ドクター統合　そのために大きな役割を果たしている脳の部位が３つあります。まず一つめは、脳の司令塔といわれており、動物脳と人間脳の間にある帯状回などがそれにあたります。これらの部位も動物脳に属していますが、脳全体に指令を与える自我にあたります。この自我が動物脳をコントロールできるかどうかが、精神疾患にも大きく関係します。

たとえば、パニック障害です。これは、電車に乗ったりするとパニックになり乗り続けられないような精神疾患になります。これは、帯状回の前のほうが扁桃体をコントロールできないため、電車に乗った不安感で扁桃体が過剰に活性化されパニックになることが原因だといわれています。パニック障害は、ストレスを感じるとその場から逃げたくなる障害なので右脳で起こるものなのですが、このことは覚醒下手術においても、我々が右の帯状回の前のほうを手術している時に、患者さんがパニックになるという出来事を何回か経験したことでも証明されています。

動物脳は、ストレスがあると必ず活性化します。ストレスは、動物でいうと敵と同じだからです。それを司令塔がしっかりコントロールできていると、そのエネルギーが脳全体を活性化して、脳がさらに働く方向にいきます。多くのストレスでどんどん成長していった吉田松陰などの人生をみると、まさしくそれを感じます。

一方、動物脳をコントロールできていない人、たとえば先ほどお話しした今のおとなしい子どもは、ストレスで動物脳が活性化すると、パニック障害などのように脳が働かなくなります。ストレスがマイナスに働くのです。

この差は、吉田松陰のように、幼いころから司令塔が動物脳をコントロールする教育を受けてきたかどうかに関わるようです。江戸時代は、武士は戦いのみならず行政も司っていたので、「公」という概念を幼いころから叩き込まれました。動物脳は、人間学でいう「私」に当たります。

「公」に生きるとは「私」をコントロールすることなので、動物脳をコントロールして人間脳を働かせないと達成できない、つまり脳の司令塔である自我が動物脳をコントロールすることが肝要になります。武士は、世界史的に見ても公の精神を一番もっていた職業の人達といっても過言ではないでしょう。

そして背後にある生き方、つまり人間学を子供の頃から学ぶことも重要です。人間学とは、端的に言えば、扁桃体や報酬系をコントロールする教育と言ってもいいと思います。つまり、人間学である四書五経と、それを実践する武道を幼いころから学んだ武士は、脳にとって理想的な教育を受けたわけです。

しかしそれは、ある意味当然のことです。武士が仕事柄一番活躍することになる戦場では、常時死に直面することになるためストレスを強く感じますが、それに打ち勝って冷静に脳を働かせないと戦いには勝てません。したがって、武士は幼いころから人間学を学び、動物脳を徹底してコントロールする教育を受けざるをえなかったのです。これは、小脳にいい考え方の型を入れる教育です。子供の頃にいい考え方の型を小脳に入れておくと、大人になっても適切な判断ができ、ストレスにも強くなります。

ミスター左脳　それが動物脳をコントロールする二つめの方法ですか。

ドクター統合　そうです。小脳にいい生き方の型を入れ、公の脳の使い方が成熟したのが幕末です。明治維新は、立場としては決して恵まれていない、外様藩の下級武士たちが大きな原動力となりました。彼ら志士たちは、純粋に当時の日本に対して危機感を持ち、脱藩をしたり藩主に逆らってでも命をかけて東奔西走したのです。

彼らには西洋人の価値観のように、お金持ちになりたいとか、死んで天国に行きたいといった気持ちはかけらもありませんでした。明治一番の権力者であった大久保利通や伊藤博文は、暗殺されたときには家に財産があるどころか借金しかなかったといいます。西郷隆盛も、明治政府の高官になった後も彼が服を一着しかもっておらず、イギリス人がその質素さに驚いたという話があります。

私は、そのような公に命をかける志士仲間が集まることによってできた、言うなれば場のエネルギーが、彼らの強烈な連帯意識やそこから派生する幸福感と、仲間の共有する波動といってもいい強いエネルギーを生み、それが彼らの脳を活性化したと思っています。当時の武士は、切腹などの苛烈な死により次世代に魂が伝わるという考え方を持っていました。私は、魂は波動だと考えているのですが、実際吉田松陰が苛烈な死に方をしたことで、魂、すなわち波動が高杉晋作をはじめ松下村塾の塾生に伝わり、それが脳の使い方のレベルを上げ、明治政府をつくるのに塾生の多くの人が大きな役割を果たすことにつながったと考えているのです。

松下村塾は現在の山口県にある萩という小さな田舎町にあり、もともと地元の平凡な若者が集まっていたはずです。そんな彼らの活躍は、吉田松陰の魂が彼らの脳の使い方を大きくレベルアップしたとしか解釈しようのない現象だと私は感じています。それほど当時の、伝えられた魂を共有している集団の、波動といっていいエネルギーは、多くの人を大きく動かす力があったのでしょう。

魂は、個人の死を越えて永遠に続く命といっても過言ではないと私は思っています。以前、死が一番のストレスで扁桃体を活性化するとお話ししましたが、死のストレスを乗り越える一番の方法は、吉田松陰のように魂のレベルとエネルギーをあげ、永遠に続く命にすることだともいえます。

なぜならば、吉田松陰にとっては、死は単に魂を入れていた肉体がなくなるだけのことであり、肉体がなくなれば魂が自由に解き放たれ、時空を超えて伝搬し、吉田松陰の本質といってもいい魂はむしろいきいきと広がっていき、永遠に続いていくことになるからです。実際彼は、首を切られるときにも堂々としており、死の恐怖を感じていないようにしか見えなかったと伝わっています。

また実は、その吉田松陰の伝記を最も早く書いたのは日本人ではなく、「宝島」などで有名なロバート・ルイス・スティーブンソンでした。彼が恋人を米国のモントレーまで追いかけて心労のあまり病気になり、それを乗り越えるために吉田松陰の伝記を書いたという逸話が残っています。

ミセス右脳　心が震えます。なんだか吉田松陰の魂が波動として海を越えてスティーブンソンに伝わったという気がしますね。

ミスター左脳　魂という話になるとどうもついていけませんが、説明のつかない不思議な話ですね。

ドクター統合　魂がどこにあるのかということは、もちろん脳科学的には証明されていませんが、私は視床下部がそれに大きく関わっていると考えています。なぜなら、魂のレベルの高い人は死の恐怖を含めたストレスにもきわめて強い、もっと言うと死への不安感がないからです。そして、先ほどお話ししましたように、ストレスに対応する脳の中心部位は視床下部なので、魂と視床下部が一致することは充分にありうることなのです。この視床下部がしっかりと働くことが、動物脳をコントロールする三つめの、そして一番本質的な方法になります。

それが、明治になり西洋的な教育に置き換わるにつれて、そのようなエネルギーがどんどん薄まってしまい、戦後になると、日本人はあの時代とは全く違う脳の使い方になったように私には感じられます。特に戦後の教育が、日本人のそのような底流に流れているすばらしい脳の使い方を消し去ってしまいました。テストに強い知的な面だけを伸ばそうとして、天から与えられた役割を仲間と一緒に果たすという、日本人特有のすばらしい脳の使い方を教えなくなったのです。

テストに強い人のみがエリートになれば、当然日本の右脳的な美質は失われます。西洋的な発想は左脳的なので、国民にとって大切なことは、権利と義務という２つの柱になるのでしょうが、かつての日本人は右脳的で、役割と助け合いというのが２つの柱だったように思います。

日本精神を取り戻す

ミセス右脳　悲しいことですね。そのような日本人のいい脳の使い方が失われたことが様々な病気を誘発しているということになるのでしょうか。

ドクター統合　はい。先ほどの脳の使い方で、脳の司令塔は帯状回にあるとお話ししました。帯状回の後ろの部分は受動の役目を担っていて、自分をモニターする、たとえば今自分がどこにいて何をしているかをチェックしている部位なのですが、この部位の機能が最初に落ちるのがアルツハイマー病になります。

たとえば、昔の日本人はストレスがあっても扁桃体をコントロールできていたので、冷静に自分の感情を一歩離れて観察してあまり動揺することがありませんでした。ところが、今の日本人は扁桃体がコントロールできておらず、恐れや怒りといった感情にすぐに巻き込まれるので、後部帯状回の血流が落ち、はては機能が落ちてアルツハイマー病になるわけです。

今までお伝えしたことは、日本人の民族精神、台湾人のいう「日本精神」にあたります。台湾人は褒め言葉として、あの人は日本精神を持っているといいます。その意味は、あの人はまじめで正直で信頼に足るということです。民族精神というものは、世界各国の優れた民族は必ず持っているものです。自分たちの民族さえよければいいという民族主義とは違い、民族精神は動物脳から離れた公の要素があると私は考えています。そして、民族精神は、その民族の置かれた歴史、地政学的な環境、気候風土などが関係しているその民族特有のものになります。

たとえば、「ゲルマン魂」というドイツ民族の民族精神があります。ドイツは、サッカーなどを見ていると、勝利への執念はどの民族よりもタフで強いものがありますね。私は、日本の民族精神が右脳的だとすると、ゲルマン魂は左脳的だと思っています。

これは、日本のような自然が豊かで平和な島国から出た民族精神と、ドイツのような気候も厳しく土地も決して豊かではなく、左右に大国に囲まれた地政学的な特徴から出てきた民族精神の違いであると私は感じています。

第二次世界大戦後に、シベリアに日本とドイツの兵士たちが抑留されましたが、日本の多くの兵士が病気で倒れていったのに比べて、ドイツは少なかったという逸話があります。それはなぜかというと、彼らはただでさえ少ない食事の一部を、毎食みんなで集めて隠しておき、病気になるとそれを病人に食べさせ、病気から回復させたというのです。日本人には到底思いつかないことです。ドイツ人は日本人に比べて、劣悪な環境の中でも規律を作り、それを乗り越える左脳的な敢闘精神を持っているということが言えるでしょう。

一方日本人は、人のためになるのであれば戦う、つまり優しさのゆえに戦う、そういうときに力が出る民族です。その一つの例が、東日本大震災の後に、サッカーのベガルタ仙台が優勝争いをした時のことです。

ベガルタ仙台のサポーターは、津波や地震で家を流され生きていくのもやっとという状況の中でサッカー競技場に駆けつけ、お互いの無事を確認しあいました。そんなベガルタ仙台が、J1に昇格して日が浅く優勝争いをするような戦力ではなかったにもかかわらず、その年と翌年に優勝争いをするという奇跡を起こしたことは、まさに日本の民族精神、人のために頑張る、つまり公の心があることを物語っているのではないでしょうか。

ミスター左脳　今もまだ、日本精神は残っているということですね。それにしても、多くの人は日本精神を失っている中で、まさか今の日本人が幕末に戻ってその頃の教育を受けるわけにはいきませんよね。何か誰もができることで、日本精神を取り戻し、その頃のいい脳の使い方に近づける方法というのはあるのでしょうか。

ドクター統合　それは最初にのべたように、まず食事を改善することです。昭和40年以降に、米国式の肉、乳製品、甘い菓子類やハンバーガーのようなジャンクフードが、かつての日本食にとってかわるようになりました。それが、癌、脳卒中や心臓病のような生活習慣病を引き起こすことはお話ししましたが、それに加えて脳の使い方までおかしくしてしまったのです。

たとえば、甘いお菓子やジュースにはいっている白砂糖は、血糖を急激に上げ、その後インシュリンが分泌されて血糖値が急激に下がることになります。そうなると、糖を主に利用している脳の働きは、糖が安定して供給されないことに対してストレスを感じて不安定になり、短期的、衝動的な働きになりがちです。長期的な視点でものを考えられなくなるのです。そうすると、脳をうまく使えなくなり、ストレスにやられやすくなります。

そして、もうひとつの有効な方法としては、瞑想があげられます。

ミセス右脳　最近はやりのマインドフルネス瞑想ですね。それなら私が習っているヨガでもよくやっています。なぜ瞑想が、動物脳をコントロールするのに効果的なのでしょうか。

ドクター統合　瞑想は、いうなれば覚醒したままで、なにもしていないという状態です。そうすると脳はどうなるかというと、デフォルトモードネットワークという、脳の司令塔と言っていい部分が活性化されます。先ほどお話しした帯状回がまさしくそれにあたり、前の帯状回が扁桃体をコントロールし、後ろの帯状回が自分をモニターしているとお話ししましたが、その血流が瞑想で増えることが証明されているのです（図11）。

図11

瞑想で活性化される領域

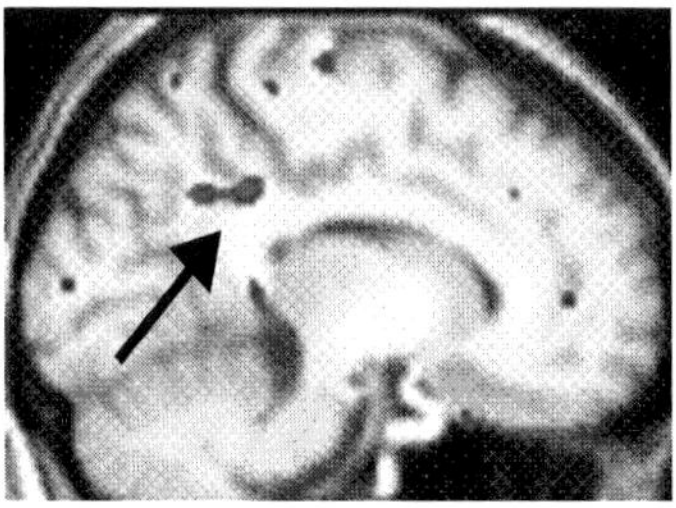

瞑想歴２年半の女性の fMRI:瞑想にて左の後部帯状回（矢印）が活性化されている。

血流が増えることで、この部位の神経細胞が大きくなり、自然に働くようになり、ストレスをコントロールできるようになります。また、多くの瞑想は呼吸法を大切にしますが、ゆっくり息を吐くことで副交感神経が主体となり、ストレスで活性化した交感神経を抑えることができるのです。そのため瞑想は、うつ病、依存症、不安神経症、パニック障害、自律神経失調症、不眠症などの改善に効果があると言われています。もちろん認知症の予防や改善にもプラスになります。

そしてもうひとつ効果的な方法は、先ほどお話しした人間学を学ぶことになります。

ミスター左脳　人間学とは人間の生き方の学問だと思いますが、膨大な情報量であり、あまり整理されておらず、忙しい私たち現代人は何から学んでいいのか分からないのではないかと思います。かといって、私としては、一つの経典のみを信じるのは、現実から遊離する可能性が高いので避けたいのです。きっと日本人のほとんどが同じように考えているようと思います。先生のおっしゃる脳からみる見方で、人間学を整理して、我々のような初心者でもわかりやすく本質を学ぶことは可能でしょうか。

ドクター統合　まさにそのとおりです。昔は子供の頃から、論語などの様々な人間学を学びましたが、今はそのような教育はなくなったので、脳の使い方からみて人間学を整理するのが、今の人たちには一番理解しやすく、効果的なのではないかと考えています。

たとえば、脳の司令塔である帯状回の前と後ろに、それぞれ重要な機能があるという話をしました。前の帯状回は扁桃体をコントロールして意欲を出す機能がありますが、それに関わる人間学のキーワードは、左脳は志であり右脳は真心だと私は考えています。志は言葉であり、真心は波動の要素があります。左脳型は志を、右脳型は真心を持つことが、扁桃体や報酬系をコントロールしてやる気を出し、脳全体を使うことにつながると思います。

また、後ろの帯状回は、自分を客観的にモニターすることだとお話ししましたが、それをもっと突き詰めると、自分が何者であるかを知ることにつながります。そのためには、一生学ぶことが重要です。論語でも、「仁義礼智信」を越える価値として、学ぶことをあげています。具体的に何から学べばよいかというと、左脳型は歴史から、右脳型は自然から学ぶことが、自分を知るのに最善かと思います。

ミセス右脳　なるほど、そうすると私のこれから生き方の指針も出てきそうです。私はおそらく右脳型なので、真心で人に接して、自然から学ぶことが重要なのですね。それなら、無理なくできそうです。

ミスター左脳　私はおそらく左脳型なので、志をもち、歴史から学ぶことが大事なのですね。たしかに私にも無理なくできそうですね。

仕事で脳の使い方を鍛える

ミスター左脳　ところで、いろいろな脳の部位が出てきて、なかなか相互の関係が整理できません。もちろん、脳の機能はそれほど単純なものではないでしょうが、そのあたりをあえて整理して、簡単にまとめていただけないでしょうか。

ドクター統合　まず人間は、多少の不安感や適度の喜びがあったほうが脳を使えるものです。つまり、不快さに関わる扁桃体や快感に関わる報酬系が適度に働けば、エネルギーが出て脳がしっかりはたらくのです。

ところが、人生で難しいのは常に適度に働かせることは不可能だということです。たとえば死が一番強い不安感を引き起こすわけですが、そのときには扁桃体が過剰に活性化して、コントロールが困難になります。ストレスがあると、酒やギャンブルなどにおぼれる傾向があるのも、ストレスで報酬系が過剰に活性化するからです。

そこで、扁桃体と報酬系の過剰な活性化をコントロールするのに、私は三つのやり方があると考えています。ひとつは、帯状回などの、扁桃体や報酬系の外側にある脳の司令塔が、直接それらをコントロールすることです。先ほどお話した通り、志をもったり、真心をもったり、自分が何者であるか学ぶことがそれに役立ちます。

もうひとつは、小脳にいい型をいれ、小脳を使う事です。たとえば禅寺でなにも考えずに作務をすることは小脳を主に使っているわけですが、小脳を使うと扁桃体や報酬系から逃れることができ、平常心で物事に取り組むことができます。禅寺ではそのために作務をするといっても過言ではないでしょう。

最後に一番大事なのは、扁桃体や報酬系を脳の内側から、つまり視床下部からコントロールすることです。そうすると不安感が消え、食や性におぼれることがなくなり、扁桃体や報酬系に振り回されなくなります。先ほど視床下部に魂が入っているのではないかとお話ししましたが、その魂を中心に脳の司令塔、小脳が一致して扁桃体や報酬系をコントロールすると、ストレスがあっても扁桃体や報酬系のエネルギーが脳を使うのにプラスに働くようになります。ところが、それらが一致していなくてコントロールできていないと、扁桃体や報酬系に足を引っ張られてマイナスに働くことになります（図12）。

幼い頃から扁桃体や報酬系をコントロールするような教育を受けないと、大人になってから強いストレスで脳が破綻し、その結果人生が破綻することにつながります。それが病気の大きな原因といってもいいでしょう。昔のような教育を子供の頃に受けていない今の人は、やや遅くはなりますが、仕事でそのような脳の使い方を鍛えるしかありません。具体的には、魂を込めて仕事に取り組み、ストレスを乗り越える度に脳をよりよく使えるようにすることに尽きるでしょう。

ミスター左脳　幕末の志士のように子供の頃から動物脳をコントロールする教育を受けていない我々にとって、仕

図12

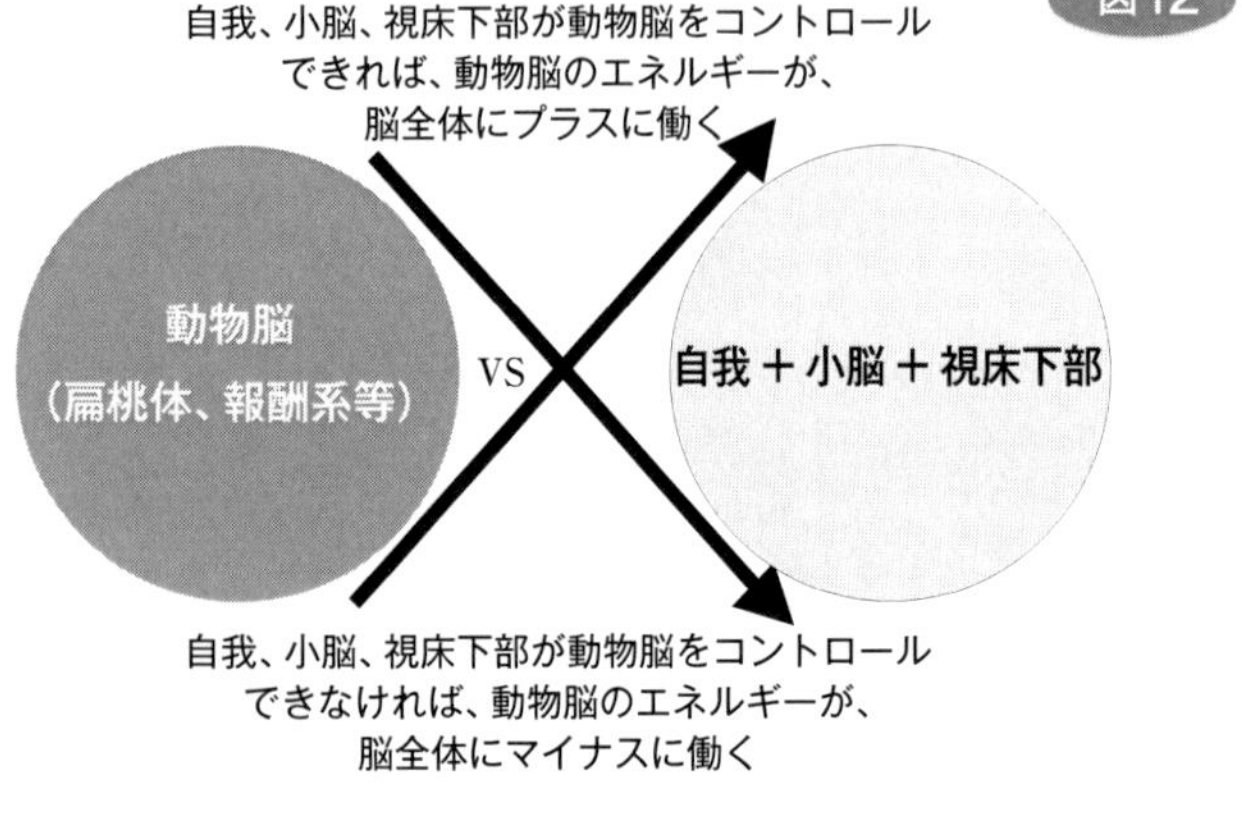
自我、小脳、視床下部が動物脳をコントロールできれば、動物脳のエネルギーが、脳全体にプラスに働く
動物脳
（扁桃体、報酬系等）
VS
自我 ＋ 小脳 ＋ 視床下部
自我、小脳、視床下部が動物脳をコントロールできなければ、動物脳のエネルギーが、脳全体にマイナスに働く

事という、ストレスがしばしばあり、視床下部のバランスを崩すことが多いものが一番の学びになるということですね。

魂を込めて働くことで、視床下部にある魂のレベルをあげることが大切であるならば、死ぬまで仕事をして、魂を磨くことが大事な気がしました。

ミセス右脳　私も子供に対して、知識だけではなく、動物脳をコントロールすることを主眼にした教育をしたいと思います。

大脳新皮質を４タイプにわける

ミスター左脳　脳の真ん中が、脳を使うのにまさしく中心的な役割を果たしていることは、とてもよくわかったのですが、脳の外側、つまり大脳新皮質はどのような役割があるとお考えですか。

ドクター統合　脳の外側は、才能、言うなれば社会で生きていくための武器になります。これが、視床下部を中心とした脳の真ん中の方向性と一致すれば、脳全体が使えるようになるのです。

そこで今度は、その外側の脳のお話をしていきましょう。先ほどまで左脳右脳、動物脳人間脳という、脳における相対立する大きな機能のくくりに関してお話ししてきました。次に、やはり相対立する大きな機能のくくりである、脳の次元についてお話しします。これは人間脳の中での、対立する大きな機能のくくりになります。

次元とは、脳の情報処理を段階ごとにわけた考え方です。たとえば、視覚情報の処理の仕方について考えてみましょう。視覚情報は主に右脳が処理していますが、処理する脳の場所によって特徴があります。まず、目から見た情報は、目の網膜を通過し、脳の前から後ろに移動して後頭葉に入ります。この段階は単に見たままの情報です。私はこれを一次元と定義しています。すべての大元になる基本的な情報で、たとえば後頭葉の機能が脳腫瘍などで落ちると、目自体は問題なくても物が見えなくなります。

次に、その見たままの後頭葉の情報をさらに集めて、後ろから前に情報を移動させ、側頭葉の内側に記憶として蓄積します。そのときには海馬や扁桃体が重要な役割を果たします。特に扁桃体は、記憶にプラスして情動も付け加えます。たとえば、自分が普段接している友人に関して、詳しい見た目の情報のみならず、好き嫌いなどの情動が付与されて、扁桃体に入っているわけです。私はこれを、二次元と定義します。

二次元とは、情動まで入れた相手中心の詳しい情報になります。社会に出るまでほぼ一日中いる家庭や学校では、社会に出たときと比べて、少ない人たちとの濃い関係になるので、情動の入った濃密な、二次元的な情報が、扁桃体などに入ることになります。これは動物脳が関係した情報です。動物は、見た瞬間に敵味方をすぐに峻別することが自分の生死に関わるため、相手中心の詳しい情報を記憶の場所に入れているのでしょう。当然敵であれば嫌いになり、味方であれば好きになるのですが、ここでそれらの情動も一緒に記憶の中に入るわけです。

次いで社会に出ると、家庭や学校に比べてはるかに多くの情報を扱うために、前頭葉や頭頂葉のような人間脳で、多くの情報を処理するようになります。これは、多くの情報を一度に集めて、それに優先順位をつける脳の使い方、すなわち私の定義する三次元の脳の使い方になります。三次元に関わる神経線維は、家庭から社会に出ていく思春期の頃に発達します。この経路の発達が遅れるといわゆる発達障害になり、社会に適応することに対して困難が生じるのです。

ここまでは、右半球の視覚に関する次元についてお話ししましたが、左半球も同様の情報処理が行われています。左は言語を扱っていますが、まず見たままの情報が後頭葉に入り、それが側頭葉へ運ばれて、二次元、つまり人や物の名前など、相手中心の詳しい情報が記憶の部位に入ります。その情報がさらに統合されると、文章を読んだり書いたりするという、より高度な情報処理になります。これが三次元の情報処理になります。

漢字は二次元の領域、仮名や英語は三次元の領域に入っています。これは、漢字が文字自体に意味があるので二次元的な詳しい情報になりますが、仮名や英語は字自体に意味はなく組み合わせで意味をつくるので、三次元ということになります。コンピューターで文章を書くときも、漢字よりは仮名や英語の方が、速く文章を書けます。つまり、仮名や英語の方が、簡単に多くの言語の情報を処理できることになるのです。

ミスター左脳　次元は難しい概念ですが、なんとなくイメージはわかります。脳の中では、情報が神経線維を通って神経細胞に入り、それからまた神経線維を伝わって次の神経細胞にいくことを繰り返しているので、次元が上がるほど多くの情報が集積していくわけですね。

ということは、脳が多くの情報を扱えるほど、社会の中でうまく生きていくことにつながるのだと思うのですが、人間脳に関しては、左脳も右脳も、三次元の脳の使い方を主体にすることを目指していくといいということでしょうか。

ドクター統合　そう簡単な話ではないんですね。人間はそれぞれに脳の使い方のくせのようなものがあって、左脳と右脳を両方とも三次元を主体にするというのは現実的には難しいし、それがゴールということでもありません。つまり、人それぞれ脳の使い方には固有のくせがあり、それを伸ばすことが社会の中で生きていくための大きな武器になるし、本人の幸せにつながっていくと私は考えています。

ミセス右脳　その脳の使い方のくせは、どのようにすればわかるのでしょうか。

ドクター統合　次元のうちの二次元三次元と、左脳右脳を組み合わせると、脳の使い方を４タイプ、つまり左脳三次元、左脳二次元、右脳三次元、右脳二次元に分けることができます。ちなみに、一次元は外から入ってきたそのままの情報なので、くせとは関係なく情報自体のレベルの問題になります。たとえば草原に暮している人たちは視力が2・0どころか6・0くらいの人がいるので、後頭葉にはいってくる一次元の情報のレベルが高いことになります。

私は、臨床を長年やってきた経験から、脳の使い方は人により傾きがあり、それを脳のくせ、つまり脳のタイプだと考えています。そう考えた理由のひとつは、同じ場所が脳腫瘍で障害を受けても、人によって症状が違うからです。これは以前にお話ししたことなので詳しい話は割愛しますが、いずれにしても、同じことが起こっても人により反応が違うことは、人により脳の使い方が違う、くせがあることに他なりません。そして、脳の使い方を脳科学に基づいて4タイプにわけると、その人特有の人間脳の使い方のくせを整理しやすいと私は考えているのです。

私は、この4つの脳タイプのどこを一番自分が使っているのかどなたでもわかるように、「脳活用度診断」というものを作りました。篠浦塾に来ていただければ受けることができますが、インターネット(https://www.shinouranobusada.com/noutest)にアクセスしていただいても受けることができます。

孫子の兵法に「敵を知り己を知れば百戦危うからず」という言葉があります。自分の脳の使い方のタイプを知り、自分と関係する周囲の人の脳タイプを知り、自分が今置かれた状況で必要とされている脳の使い方を知れば、多少時間がかかるかもしれませんが、このやり方を続ければ間違いがないという、今後の脳の使い方の確実な方向性がわかると私は考えています。

脳のタイプを知って生き方に活かす

ミセス右脳　それがわかって活用できれば、主人も子供たちも、大きなストレスなく社会でやっていけそうですね。その４タイプを具体的にご説明していただければより理解が深まると思うのですが、教えていただけますか。

ドクター統合　もちろんです。たとえば、ミセス右脳さんが結婚して、どうも夫は自分の思ったような人ではない、結婚はうまくいかないと失望を感じたとします。そのような状況で、脳の４つのタイプ別にどのように考えて行動するのかお話ししてみましょう。

もちろんお二人はうまくいっているようなので現状とは全く違いますが、理解を深めるために身近な話にした方がいいので、あくまでもたとえ話として聞いてくださいね（笑）。

まず、左脳三次元主体の女性は、うまくいかない本質はなんなのか、本質を知ったうえでどのように解決すればいいのか、と考えるタイプです。結婚における問題の解決が本質的に難しいと判断すれば、そこから離れて、個人的なことよりも社会の中でいい仕事を残すことに舵を切りなおすかもしれません。つまり、このタイプは時間の流れの中で物事を大きく俯瞰してみて、常に長い時間に耐えるような本質をつかもうとします。合理性にこだわるタイプで、作家が典型的な職業になります。

左脳二次元の女性は、うまくいかないのは自分の思っている結婚のあるべき姿と違う、その違いを細かく分析して直そうと思うタイプです。物事に深くのめり込んで、とことん研究しようというタイプです。原理にこだわるタイプで、研究者が典型的な職業です。

右脳三次元の女性は、うまくいっていない家庭は息がつまるので広い世界に出たい、と思うタイプです。外の広い世界でもしかしたらもっといい男性と知り合えるかもしれない、わくわくする人生を送りたいと思うでしょう。広い空間で自由に動くことにこだわるタイプで、冒険家が典型的な職業です。

右脳二次元の女性は、結婚がうまくいかないのは自分が夫に尽くしていないからだと自分を責めるタイプです。目の前にいる相手に愛情を注ぎ、尽くそうとするタイプです。情に厚いタイプで、教師が典型的な職業です。もちろん、これで夫がますますダメ男になる可能性もあります（笑）。

ミセス右脳　私は右脳二次元みたいですね。もちろん、それで夫がだめになったという意味ではありませんが（笑）。では、自分の脳のタイプを知ることでどういうことがどうプラスに働くのでしょうか。

ドクター統合　最大のメリットは、大脳新皮質という、社会で生きていく武器といってもいい脳を使うための、大きな戦略を立てることができるということです。

私は、自分の与えられた脳をできるだけ使いきることが、幸せに生きることにつながると考えています。自分の脳をできるだけ使いきるためには、先にお話ししたように魂のレベルを上げると同時に、社会でも活躍し脳をどんどん使えるようにして、魂の方向と一致させる必要があります。そのためには、自分の脳の使い方の現状を知ることが大前提になります。自分の脳の使い方を正確に知ることで、自分本来の脳の使い方を、さらにどう発展させるのかの戦略が立てられます。

このような脳に関する使い方の解析は、三次元の物体でもある脳全体を使い切るという明確なゴールが設定でき、今どの場所をよく使っているか、それがうまくいっているのかどうかという現状分析をすることで、次に打つ手が明瞭になっていき、迷うことなく人生を歩んでいくことができるようになります。

ミスター左脳　先生はどのように脳活用度診断を活かしていらっしゃるのでしょうか。

ドクター統合　私の脳活用度診断の結果は、左脳三次元が主体の脳の使い方となりました。私は35年間脳外科医として働いており、主に脳腫瘍の手術をしていますが、左脳三次元らしく、たしかにずっと仕事の本質は何であるかを考えてきました。

脳腫瘍を手術する脳外科医の本質は、手術の技術を向上させ、患者さんの症状を手術でできるだけ悪くしない、つまり患者さんの脳の機能を温存するということになります。そして、手術で症状を悪くしないための本質はなんであるかを長年試行錯誤してきた結果、15年前に覚醒下手術を導入しました。

覚醒下手術であれば、症状が悪くなった瞬間に手術をストップできるため、手術して1月後に、手術前より症状が悪いことはほとんどありません。その本質的な手術を推し進めた結果、最近は、聴神経腫瘍という聴力を温存することがきわめて困難な腫瘍に対する手術も、世界で初めて、ほぼ全例で聴力を温存することが可能になりました。一方全身麻酔の手術は、症状が悪くなったことが手術中にわからないので、悪くなっても手術を続けてしまい、結局よくなるのが半分、悪くなるのが半分という、博打のような手術になります。

覚醒下手術は、日本では未だにほとんど行われていない技術的に難しい手術ですが、左脳三次元は本質にこだわるので、たとえ技術を確立するのに時間がかかっても、妥協するという選択肢はありません。その結果、先ほどのべた聴神経腫瘍のみならず、脳や脊髄のほとんどの領域の腫瘍に対して、覚醒下手術ができるようになりました。脊髄の腫瘍に覚醒下手術を行っているというのは、世界的にみても例がないことです。

そして、さらに本質を追求した結果、手術だけではなく、手術後の治療の成績を上げるために、数年前から統合医療を最初から併用することを、患者さんのご希望があればお手伝いするようになりました。

覚醒下手術も統合医療も、治癒にもっていくには本質的な治療法ですが、実際にやることは決して簡単ではありません。しかし、左脳三次元の脳の使い方が主体の私にとっては、困難であっても本質的なものが、一番自分にしっくりくるのです。結局一番自分の脳の使い方に合うことをやり続けることが、長い目で見ると社会で生きていくのに大きな武器になり、それを梃子《てこ》にして、脳をよりよく使っていけることにつながります。

このように、私は自分の脳タイプを生かすためにどうすればいいのかがわかっているので、自分の仕事のやり方に迷うことがなく、右脳的なやり方に比べれば時間はかかるかもしれませんが、やり続けることでいい結果が出せるようになりました。

ミスター左脳　なるほど、先生の生き方は、自分の脳の使い方のタイプを知りそれを伸ばしていくことが、幸せにつながる最善の生き方だという好例ですね。

ドクター統合　ただし、私には右脳が弱いという欠点もあります。得意な脳の使い方をレベルアップするには、不得意な脳も使う必要があります。つまり、私の左脳のレベルを上げるためには、右脳も鍛える必要があるのです。

そのために、右脳二次元の本質である相手の対する真心を意図的にもち、それを行動に移すことを努力しています。右脳二次元主体の人ほど自然なものではありませんが、左脳三次元の考える真心は、技術を向上させることで患者さんの症状がよくなってほしいという真心であり、それは合理性ともつながっているので、決して難しいことではありません。

手術中様々な判断をするときに、患者さんへの真心を第一に置くということで、右脳二次元の脳も鍛えられます。さらに、右脳三次元を鍛えるために、空手や茶道をたしなむことで空間能力を磨いています。これらをやってきたことで、手術中なにか突発的なことが起こっても、ある程度適切に対処できるようになりました。左脳だけでは、マニュアル的な硬直した対応しかできないので、不得意な脳をつかうことで手術の技術が上がったことを実感しています。
もちろん、左脳二次元の脳の使い方である、たとえば専門的な細かな技術の追求も、本質から技術を考えているので、無駄なく技術が上がっていくことになります。

ミセス右脳　私は右脳二次元主体なので、相手に対する真心をとことんつきつめていけばいいのですね。でも、それと同時に、私にとって不得意な脳である左脳も、現実の様々なことに対処するときに、相手にプラスになるように合理的に考えることで、よりよく使えるようにしたいと思います。

動物脳をコントロールして脳全体を使う

ミスター左脳　先生のお話をお聞きしていると、私も先生と同じ左脳三次元主体の人間のようです。しかし、先生ほど本質に徹してこなかったせいか、いまだに仕事が面白くなく、中途半端な人生を送っている気がします。これは私に才能がないせいでしょうか。

ドクター統合　いえ、それは違いますよ。人間の才能は大脳新皮質、つまり脳の外側が関わっています。世の中をわたっていくには、もちろん自分の才能を活かすことが最大の武器となりますので、脳の外側を使うこと、脳タイプに合うやり方で才能を伸ばすことは、きわめて大事なことです。

しかし、私はすべての人に共通で、脳を使うにあたってもっと重要なことがあると考えています。それは、内側の脳をどう使うかという問題です。端的に言うと、動物脳のもつ強烈なエネルギーをどのようにして脳全体を使うことに役立てるかということです。才能を磨くために脳の外側だけレベルを上げようとするとどこかで頭打ちになりますが、内側をきちんと使えるようになると、最終的には才能も伸びていくものなのです。

ミスター左脳　才能だけを伸ばそうとすると、結局はだめだということですね。

ドクター統合　たとえば、才能があって若いうちに成功した人が、晩年に零落する例は枚挙のいとまがありませんね。これは、若くして成功することで、ちやほやされたり、周りに悪い人が集まり、動物脳をコントロールすることを学ぶ機会を失い、動物脳が主体のまま欲におぼれ、結局は社会の役に立たない人間になることが往々にしてあるからです。これを私は、「動物脳の罠」と呼んでいます。

ミセス右脳　たしかに、若いうちから活躍する人が多いスポーツマンや歌手などには、そのとおりの人生を送っている人が多くいるように思いますね。ところで、動物脳の罠というからには、動物にもその罠はあるのでしょうか。

ドクター統合　おもしろい質問ですね。動物に動物脳の罠があるかというと、私はないと考えています。動物は自然の摂理の中で周囲と調和して生きているので、度を超えるということがありません。どう猛な動物であるオオカミであっても、決して手当たり次第に獲物を襲うのではなく、狙うのは集団から外れて集団に役立っていない動物であり、そういう意味では自然が調和して続いていくためにオオカミも役立っていると言えるのです。

ところが、人間がどうかと言うと、動物と違って人間脳があるので、動物脳が主体になってそれに人間脳が利用されると、動物よりも周囲に対してはるかに大きな害を及ぼします。その最たるものが自然破壊でしょう。人間が自分たちの欲望で自然の調和を壊し、そればかりではなく、人間同士においても、調和するどころか、不必要に争い足を引っ張りあい、悪知恵を使って、時には命を奪ってでも、自分だけおいしい目にあおうというような人が、今は増えているように思います。本当に残念なことです。

ミスター左脳　それはよくわかります。そういう自分さえよければいいという人間が会社に多いから、仕事が面白くないのかもしれません。

先ほど脳の４タイプの例を挙げていただきました。たしかに、私の妻は右脳二次元で、そこに私が甘えて、自分に厳しくしなかった面は否めません。妻は動物脳をコントロールして人間脳を働かせているタイプなので、私は妻に頭が上がらないのだと思います。

では、社会で最近増えているそうでないタイプ、つまり動物脳主体で人間脳を動かしているタイプはどのような人たちでしょうか。自分の周囲の人間を見てそれに当てはまるかどうか、そして彼らへの対処法を考えてみたいのです。

ドクター統合　では、脳の４タイプ別に、動物脳が主体で人間脳を利用している例を挙げてみましょう。このようなタイプは、一見社会でうまくやっているようで、脳の使い方としてはレベルが低いので、最終的には自分の人生が破たんしたり、社会に迷惑をかけ、強いストレスを自分に受けることで、脳を含めた病気になる可能性が高くなります。

まず、本質をついた正論を言って周囲を批評ばかりしている人が、最近日本人にも増えてきました。これは、左脳三次元の脳の使い方になりますが、動物脳が主体の場合、正義という美名を持ちだして相手を非難しながら、陰で自分の利益をむさぼろうとします。自分たちだけが正義であると理屈づけるのは、このような人たちにとっては朝飯前です。特に欧米人が戦争をするときは、このようなやり方が得意なので気を付けなければなりません。

左脳二次元と動物脳が結びついた話も、かつての日本人にはあまりありませんでしたが、最近増えているように感じます。たとえば、最近よくテレビをにぎわす離婚がらみのストーカーは、もともと愛していた人が自分の意に反する行動をとったため憎しみに変わり、相手をとことん追い詰めるまで自分の行動が止まらない人たちです。左の扁桃体が活性化しすぎて、コントロールがきかなくなった状態です。

右脳三次元と動物脳が結びつくと、まわりの空気を読んで自分の得になることを機敏に察知して行動する人間になりがちです。このタイプは、組織の中で出世する人によくみられます。出世しそうな有力者にくっついていき、それを踏み台にして自分が出世することしか考えていないようなエリートが、最近増殖しているように思えます。そのような人たちは、やはり似たような脳の使い方をする上司の不祥事を隠ぺいするため、不祥事が表に出たときには取り返しがつかないところまでいっており、結局組織が滅んでいきます。幕末の幕府も、最近の大企業の倒産も、そういった人たちが増えたことが主な原因でした。

右脳二次元と動物脳が結びつくと、一見いい人にみえますが、実は単に自分の保身のためだけの優しさであり、八方美人的に周りにいい顔をするので、結局行き詰まり、はてはうつになるようなことがしばしばありますね。

このように、人間脳の４タイプは、レベルを上げていくことで社会の中で生きていくための大きな武器になりますが、動物脳が主体になってしまうと、むしろこれが、自分や自分の属する集団、組織、社会を滅ぼすことにつながる危険性が高くなります。

なぜ、動物脳をコントロールできないと自分や組織が結局滅びることにつながるかというと、動物脳が脳を使う主役になると、脳全体が使えなくなり、脳の質やエネルギーが結局は劣化していくことになるからです。たとえば、ストレスがあると必ず扁桃体が活性化されますが、それをコントロールできず過剰に活性化すると、不安感や怒りが脳全体を支配して脳全体が働かなくなり、客観的にみるときちんとした判断ができずに、トラブルにつながります。

右の扁桃体が過剰に活性化されたパニック障害は、恐怖が高じて脳が働かない状態ですし、左の扁桃体が過剰に活性化されたストーカーも、怒りが高じて脳が働いていない状態で、このようになると判断力が落ち、社会の中できちんとした仕事をするのが難しくなります。

ミセス右脳　でも、だからといって動物脳を抑えつけてしまうと、不自然な形で暴発することにつながらないでしょうか。楽しいこともたまにはしたいのが人情だと思うのですが。

ドクター統合　おっしゃるとおりで、たとえば拒食症などは、無理やり動物脳を抑えつけることから起こってくる病気になります。食欲があるのは人間として当然なのに、痩せたい一心で食欲を抑えつけると、夜中に食欲を抑えきれずに大量に食べ、それに嫌悪を感じて嘔吐し、やがてまともな生活を送れなくなるのです。

動物脳をコントロールする一番いい方法は、動物脳、特に扁桃体や報酬系の働きを悪いものとして押さえ込むのではなく、動物脳の強烈なエネルギーを認め、その上でその方向性を脳全体を使うものへと変えることです。自分にとって厳しいことが起こったときに強い不安を感じるのは、ストレスがあると必ず扁桃体が活性化されるので当たり前のことなのです。だから、まず自分がそのような弱い人間であることを認め、その不安感を、脳全体を使ういい方向に持っていくわけです。

楽しいことも人生には必要ですが、それに重きを置きすぎると必ず抑制が効かなくなり、やがてはそれに溺れるようになります。報酬系の楽しみは一過性ですが、脳全体を使うことを目指すと、長く続く本当の、本質的な楽しみを感じられるようになります。

ミスター左脳　理屈はわかりますが、ストレスを、脳全体を使うための起爆剤にするには、具体的にはどうすればいいのでしょうか。

ドクター統合　私は近江商人の「三方よし」の考え方が一番いいと思います。つまり、ストレスを受けた時、それを乗り越えるのに自分の事だけを考えるのではなく、相手、つまり顧客の事や、世間、つまり社会や次の世代のことを考え、それら3つにプラスになる解決法を考えるのです。そうすると、不安感が引き起こす強いエネルギーが、脳全体にとってプラスに働きます。

楽しみもそうです。自分ひとり楽しむだけではなく、顧客や社会、次の世代も楽しむことが脳にとって大きな力となります。昔、三波春夫という演歌歌手がいましたが、彼はシベリアに抑留中に彼の趣味の民謡を歌ってみんなに喜んでいただいてから、三方よしに徹しました。「お客様は神様です」と言って、お客様の喜ぶことを第一にし、またシベリア抑留の経験も後世の人たちに伝え、日本社会がよくなることに腐心されました。同じ歌を歌っても、彼の歌が一番ヒットする理由はそこにありました。

ミスター左脳　先生は、それには脳の内側にある帯状回などの脳の司令塔と小脳、そして視床下部が大事だとおっしゃいました。それらと生き方との関連を、少し詳しくお話ししていただけないでしょうか。

ドクター統合　わかりました。最初に、脳の司令塔である帯状回についてですが、脳科学的には、帯状回の前の方が、扁桃体をコントロールするのに大事な役割を果していると言われています。扁桃体が引き起こす不安感や怒りをコントロールするには、物事に取り組むときのやる気や情熱が肝要になります。そのような脳の働きを、帯状回の前の方が担っているのです。

そのためのキーワードは、右脳に関しては真心、左脳に関しては志だと以前お話しましたね。昔の日本人は、他人や物に対して真心を持って接していましたが、真心を持つことで、不安感や怒りを乗り越えることができます。さらに昔の日本の武士は、10代半ばで志を立てましたが、これも様々なストレスを乗り越える大きな原動力になります。

脳に関しては、後ろが情報を受動し、前がその情報を能動的に判断していますが、脳全体が働くには、受動がより大事になります。情報を正確に受動することが、脳が働くために必須であるからです。真心や志の内容も、生きていく上で様々な経験をし、様々な情報を脳に入れることで、さらにレベルアップしていきます。

それに大きな役割を果たしているのが、帯状回の後ろの部分です。この場所は、自分の現状をモニターしています。ここの機能が落ちるとアルツハイマー病になり、自分をモニターできない、つまり今どこにいて何をしているのかわからなくなります。正確な情報が脳に入らなくなると、スタートから脳の働きがつまずくので、脳はとんちんかんな働きしかできません。

アルツハイマー病は脳の病気になりますが、病気ではなくても、人生を生きる上で自分の現状を客観的に観察することは、きわめて大事です。たとえば、不安感を強く感じたときに、「今自分は不安を感じている」とつぶやいて自分を外から冷静に観察すると、扁桃体の過剰な活性化から逃れることができます。

また、長い目で見ると、正確に自分を観察するには、常に学んで、観察力のレベルを上げる必要があります。そのキーワードは、右脳に関しては自然から学ぶ、左脳に関しては歴史から学ぶことだとお話ししました。

人間は自然の一部であり、そこから離れることが脳に起こる多くのトラブルの原因になります。禅は、自然から学ぶことを重んじています。また、歴史はすでに答えが出ているので、そこから学ぶことは、自分の現状と未来がどうなるのかを考えるうえで大きなヒントを得ることができます。そして、そのためには歴史を脳から解析することが肝要です。ある種の脳の使い方が、必然的にある種の結果を招くことが歴史からはっきりと学べるからです。

ミセス右脳　志や真心、学びは人間学の基本的な教えです。昔からある人間学は、脳の機能を向上させることに役立つのでしたね。整理してお聞きすることで、もっともっと人間学を学ばねばと感じました。そうすれば病気の予防にもなりますしね。

ドクター統合　そのとおりです。日本に昔からある人間学は、病気を予防して幸せに生きるために大きな力を発揮します。これに関しては後で詳しくお話ししたいと思います。

では、2つめの小脳に関してですが、小脳を使うことも昔の日本人は重んじていました。小脳は、一言で言えば無意識のうちに現実に対応する脳です。私たちが日常生活でやっていることのほとんどは、意識することなく自動的に行っているのですが、これは小脳がやっていることなのです。

小脳は、大脳という現実から離れた妄想を抱いていても問題のない部位と、体という現実の中で生きている部位をつないで、両者の調整をしています。たとえば、物が曲がって見えるめがねをかけると、最初は物に触ろうとしても手が別のところにいくのですが、数回繰り返すと物を正確に触れるようになります。これは、大脳の視覚野に入っている現実とは違った像を、現実に合わせて正確に触れるように、小脳が大脳の情報を変え、手に現実に合わせた指令を送っているわけです。

小脳はこういったことをすべて無意識にやっており、不安感とか怒りとか、扁桃体が活性化して意識に上がってくる感情とは無関係な脳の働きをします。つまり、小脳を主体に使うことで、扁桃体の過剰な活性化から逃れることができます。たとえば、禅寺の修行は、掃除などといった日常生活で普段行っていることを徹底的に繰り返します。

それを行うことで不安感などの精神的な問題から離れることができるのは、修行は小脳を主体に使っているので、過剰に活性化した扁桃体から逃れられるからだと私は考えています。何回も同じ動作を繰り返すと、小脳にその動作の型が入りますが、その型を無意識に行うことで気持ちが安定するのです。

最近の脳科学では、体を動かすことだけでなく、考え方の型も小脳に入っているということがわかってきています。つまり、脳機能に即した、現実に役立ついい考え方の型を小脳に入れておくと、ストレスを乗り越えるのに大いに役立つのです。それがすなわち、日本精神になります。

ミセス右脳　私の習っている茶道にも厳密な型がありますが、それに没頭すると逆に自然を感じ、また同席している人の魂といったものを感じることがあります。

もしかすると、茶道は小脳に関わっていると同時に、先生がそこに魂があるのではないかとおっしゃった視床下部とも関係しているのではないでしょうか。

ドクター統合　最近私は、日本人が過去につくってきた道は、本当に奥が深いと感じています。では最後に、私が魂と関わっていると考えている視床下部についてお話ししましょう。

視床下部は、自律神経の中枢です。ホメオスタシスといって、自分の体温や循環、呼吸を、生きるために適切な状態に保つ働きがあります。覚醒下手術において、視床下部を圧迫している腫瘍を摘出することがしばしばありますが、この部位の手術がきわめて難しい理由は、摘出している最中に必ず意識が落ちることです。

つまり、視床下部は人間が生きるために一番大事な役割を果しているといっても過言ではなく、ここがきちんと働くことが、脳全体が働くためにきわめて重要なのです。ストレスがあっても、視床下部が適切に働けば、ストレスはむしろ脳が働くのにプラスになります。視床下部が様々なホルモンを出して人間を元気にし、ストレスを乗り越えるようにもっていくからです。逆に視床下部の働きが弱っていると、ストレスのために体の調子が悪くなり、病気になることになります。

では視床下部が適切に働くにはどうすればいいかというと、これは現場、現実の中で、ストレスから逃げずに乗り越えて、少しずつ結果を出すことしかありません。これも、昔の日本人が教育の中で重んじたことです。ストレスに正面から向き合って乗り越えることを繰り返すと、魂のエネルギーとレベルが上がり、病気になることはなくなるでしょう。最後に脳を使い切って、枯れるように死ねると思います。

ミセス右脳　昔の人は、枯れるように亡くなったと聞いたことがあります。昔の栄養価の高い野菜も放っておくと枯れていったそうですが、最近の野菜は時間がたつと腐っていきますね。最近の人たちに生活習慣病が多いのも、野菜が腐っていくことと似ているような気がします。

●日本精神を脳から解析する

ミスター左脳　ここまでお話を伺ってきて、脳も身体も使い切って枯れるように死ぬことを私の人生の目標にしたいと心から思いました。そのためには日本精神をもつことが重要なのですね。

ドクター統合　私もまったく同感です。日本的な生き方は、医療から見ても生活習慣病を防ぐことに役立ちます。特に生活習慣病のひとつである認知症に関しては、脳科学的にみても、日本的な生き方が認知症の予防に効果があることが証明されています。

というのは、世界共通の認知症になりにくい性格というものがあって、それは誠実さ、寛容さ、外交的、自立心になります。実はこれが、昔からある日本人の精神と一致するのです。少なくとも戦前までの日本人は、誠実であり、また多様な文化を受け入れる寛容さを持っていました。稲作文化なので多くの人が協力して働くことが大事であり、そのため人と接するのが好きな外交的な面があり、また自立心も少なくとも戦前の人はしっかりともっていて、人に頼ることを良しとしませんでした。このような日本人の精神、いわゆる日本精神をもつことが、認知症にならずに、死ぬまで脳を使う、使い切る秘訣になるのです。

日本精神とは、日本人の民族精神になります。民族精神とは、その民族が様々なストレスを乗り越え存続するように長年子孫に伝えてきたものであり、たとえば日本であれば自然災害のようなストレスを乗り越えて、脳がよりよく使えるようになるための本質的な脳の使い方になります。

ミスター左脳　日本精神を脳から解析したら、どう整理できるのでしょうか。

ドクター統合　脳から見た日本精神をご説明するのに、円覚寺の現管長である横田南嶺さんが書かれた『人生を照らす禅の言葉』（到知出版社）の言葉から引用したいと思います。その理由は、禅は日本人が日本の自然の中でつくりあげた日本人らしい仏教であり、日本人の脳の使い方を端的に表していると感じているからです。

日本精神は以下の６つにまとめられると私は考えています。

①相手、物に対する感謝と真心

これは右脳二次元の脳の使い方にあたります。横田さんはこれを慈悲とおっしゃっています。彼は「慈悲とは決して単なる同情や感情移入ではない。己を捨ててすべてを己と見ることから出て来るものである。何事も他人事とは思えない、一切を許し一切を包み込む大慈悲である」と述べています。他人も自分と同じであるとみるのは、右脳の特徴である人との境界をなくして一体化することと同じことです。日本精神の一番の特徴は、右脳二次元になります。

②現場で理にかなった本質をつかむ

これは左脳三次元の脳の使い方にあたります。禅語に「日出《ひい》て乾坤《けんこん》輝く」というものがあります。真理は当たり前のことにあるという意味ですが、日本人は昔から、現場で合理的に考えて本質をつかみ、精巧ないいものをつくってきました。

③次の世代のために公の脳の使い方をする

これは帯状回などの脳の司令塔にあたります。禅語に「柳は緑、花は紅」というのがあります。大自然の教えを謙虚に学ぶということです。大自然の本質は、命を次の世代につないでいくことであり、その当たり前のことを日本人は大事にして生きてきました。次世代がよりよく脳を使って生きていけるようになるために、単に自分の利益だけではなく、公を大事にしてきたのです。そして、そうすることで社会がよくなり、次の世代がよりよい人生を送れるようになるのです。

④現実に役立つための合理的な型、道

これは小脳の使い方にあたります。横田さんは以下のように書いています。「戒：よき習慣を身に付けるようにしていれば、お釈迦さまは「暗闇の世の中でも明るく生きてゆける、貧しいと思っていても素晴らしい宝を得ることができるのだ」と仰せになった」。よき習慣は、現実に役立つ合理的な型にあたります。日本がすべてを「道」にするのは、まさしくこのような脳の使い方です。

⑤ 現場のストレスでレベルアップする

これは視床下部の脳の使い方にあたります。横田さんは「刻苦光明必ず盛大なり：刻苦そのものが財産であり、光明である。古来何の苦労もなく大成した者などいはしない。刻苦そのものがめいめいの財産であり、光明なのだ。自ら光り輝いてこそ周りを照らすことができる」と述べています。

日本人は口先や理屈より現場を重んじ、現場でストレスを乗り越えた人のみを信用します。魂が視床下部にある可能性があるとお話ししましたが、臨死体験をすると魂が光のように見えるという話もあり、自ら光り輝くという表現は単なる比喩ではなく、魂を磨けば実際にその人が光るようになることを言っているのかもしれません。

⑥ 与えられた己の脳を使い切ることがゴール

横田さんの師匠である松原泰道さんは「涅槃とは完全燃焼である」とおっしゃっています。涅槃とは天国ではなく、現世で自分の脳を使い切ることなのです。

●日本精神とは脳を使い切ること

ミセス右脳 日本精神はすごく複雑なんですね。でも、日本精神は、病気にならずに幸せに生きていくには本当に大事なことのような気がします。もう少し具体的にそれぞれをご説明していただけますか。

ドクター統合 では日本精神を、具体例をあげてご説明します。

①相手、物に対する感謝と真心

世界的に見て日本人の脳の使い方の最大の特徴は、右脳二次元が主体ということです。つまり、日本民族は少なくとも戦前までは、相手に対する感謝と真心が、脳の使い方の主体である民族でした。

今でも日本人の中で一番多いのは右脳二次元主体の脳の使い方であることは、我々が行っている脳活用度診断でもはっきり結果として出ています。また、外国からの観光客が一番感銘を受けるのが、日本人の親切さ、おもてなしの心であり、これも日本人のすぐれた右脳二次元の脳の使い方が、いまだに底流に流れているからにほかなりません。

ミセス右脳　なぜ日本人は真心や感謝の気持ちが強いのでしょうか。

ドクター統合　真心や感謝の気持ちを日本人が強く持っているのは、日本人の置かれている地政学的な面が関わっているのでしょう。日本は、自然が豊かで厳しい上に、外国からの侵略などがほとんどない平和な国であったため、自然に溶け込み、同じ場所で同じ人たちと稲作などの農業をしながら、長い歴史を生きてきました。そのため、日本人は周囲の自然や人間との関係性が濃い民族となり、そのために右脳二次元の脳の使い方、つまり真心や感謝を前面に出すことが、自分たちの子孫も含めて周囲との関係性をよくするために一番いいやり方として根付いてきたのでしょう。

特に、稲作は一人ではできないので、周囲との関係性がきわめて大事になるのです。そして、日本人が濃い関係をもっている自然は、すべてのものに役割があり、その関係性を保つことで綿々と続いていくものです。だから、自然の摂理に従って生きると、おのずと関係性を重視した生き方になるのです。

歴史を見ると、幕末に日本精神が成熟した感があります。幕末には、会津藩や長岡藩、新撰組のように、負けるのが最初からわかっているにも関わらず、幕府への恩義を返すために戦った人たちがいました。右脳二次元主体の日本人は、正義ではなく恩義を、一番大切な価値観として生きている民族です。恩義に報いることは自分の命よりも大事であることを、彼らは行動で示したのです。そのような人間関係を大切にする社会は、今の豊かであっても孤立している状況と違って、たとえ貧しくても温かい、居心地のいい社会だったに違いありません。

日本人は、このように右脳二次元的な、温かくて濃い人間関係を、親から子へと伝えていく民族です。吉田松陰や勝海舟も、彼らを思う温かい親がいて、それが厳しい時に彼らを救い、発奮する原動力となり、偉業へとつながっていきました。右脳は突き詰めると波動になるとお話ししましたが、このような右脳主体の人間関係は、人と人とのいい波動のつながりといってもいいかもしれません。

幕末の大変革期で人々が不安になっているときに、西郷隆盛のもとに人が集まってきたのは、彼の発する波動の中にいると不安感がなくなることが大きいのではないかと私は考えています。中津藩士の増田宗太郎が、西郷に1日会うと1日の愛が生じ、3日会うと3日の愛が生じ、生死を共にしたいと思ったのは、西郷隆盛が発する波動の中で、死の恐怖もなくなるような安心感、幸福感を感じたのでしょう。

そして、実は右脳二次元を深めれば深めるほど、左脳三次元の合理性につながっていきます。本当の意味で相手のためになるには、合理性をもって現実を変えなければならないからです。それが武士道と言ってもいいでしょう。相手の役に立つために合理性をもって戦う、その二重構造が武士道そのものなのです。

ミスター左脳　私もその意見に賛成です。先生のされている脳外科医もそうですよね。いくら情があっても、腕の悪い医師の手術は受けたくありません。かといって情のない脳外科医の治療も受けたくありません。両方あるのが武士道ということになるのでしょう。

ドクター統合　おっしゃるとおりです。情もあり、腕もよい脳外科医であるために今後も研鑽したいと思います。では2番目をご説明しましょう。

②現場で理にかなった本質をつかむ

武士道が二重構造になっているとお伝えしましたが、トヨタなどのような質の高い製品を作る優良企業は、まさしく右脳二次元から左脳三次元につながる脳の使い方をしていると言えます。世界的に見ても、日本人が勤勉で質の高い製品を作っているのは、顧客に対する真心からきています。顧客に質の高い製品を使ってほしいという真心を持てば、自然と顧客のために技術を向上させたいという合理性につながります。右脳二次元からスタートして、左脳を使うようになるわけです。

武士道も同じだとさきほどお話ししましたが、もともと武士は自分の土地を守るために戦ってきた人たちでした。ふだんは農業をして平和に暮らしていますが、敵が攻めてきてどうしても戦わざるをえないときに戦う、つまりふだんは右脳的な平和を好みますが、戦わざるをえないときは左脳を使い高度な技術で戦うという脳の使い方になります。

これは日本の自然そのものから出たものであり、ふだんは豊かで平和ですが、時に大きな災害が牙をむき、戦わざるをえないのと似ています。日本人は現場主義であり、そこから本質に至りますが、それは自然という、奥が深くて謙虚に学ぶしかない中で懸命に生きてきたからでしょう。そのため、日本人はレベルの高い脳の使い方ができるようになったのだと思います。

ミセス右脳　日本の豊かで厳しい自然が、日本人特有の脳の使い方をつくりあげたのですね。先生は日本人は公を重んじるとおっしゃいましたが、それも自然と関係していますか。

ドクター統合　自然と大いに関係しています。これは3番目のご説明になりますね。

③次の世代のために公の脳の使い方をする

歴史的に見て、幕末の志士の脳の使い方の最大の特徴は、公ということです。彼らが持つ志は、日本を西洋列強から守るという公から出たものでした。無数の志士たちの、私が全くない、公のために命を惜しまぬ働きが、当時西欧列強が有色人種の国をほとんど植民地化している中で、最後の砦であった日本を土壇場で救ったのです。

自然も公そのものです。それぞれが、自分の役割を、淡々としかも精一杯果たし、次の世代に命をつなぐために、私を捨てて生きているのが自然の姿です。日本人の公の脳の使い方も、自然から大いに影響を受けたことは間違いありません。

ミスター左脳　日本人が自然から大きな影響を受けたことはよくわかりました。興味深いのは日本人がすべてを「道」にすることです。これも自然と関係あるのでしょうか。

ドクター統合　日本人がすべてを道にするのも、日本の自然と大いに関係あると私は考えています。では4番目をご説明します。

④現実に役立つための合理的な型、道

小脳は、運動のみならず、考え方、情動などの型も入っていることが、最近の脳科学で報告されています。昔の日本人は、実体験としてそれをわかっていたように思います。お茶にしても武道にしてもすべて「道」にするのは、動きのみならずその背後にある考え方、情動のいい型を繰り返し稽古し、それを小脳に入れないと、現実に役立つ本物の脳の使い方にはならないことをわかっていたからでしょう。

江戸時代には、生き方に関しても、いい考え方を頭に入れる教育を幼い頃から行っていたようです。たとえば、薩摩藩の「郷中《ごじゅう》教育」、会津藩の「什《じゅう》の掟」などを、幼い頃から徹底して教え込むのは、小脳に行動、考え方、情動のいい型を入れるためなのでしょう。その考え方の型は、「卑怯なことをするな」や「弱い者をいじめるな」、「うそをつくな」といったきわめて単純ですが、実践することで間違いなく立派な人間になれる型であり、さらにいえば一生それで認知症にならない型であり、それを子供の濃密な集団の中で、先輩から後輩に伝えていくわけで

す。その教育を受けた結果、幕末から明治にかけて、若いにもかかわらずきわめて脳のレベルの高い武士が多く輩出されました。

現実に適応するのに一番いい型を小脳に入れることで、日本の優しくて厳しい、大きな落差のある自然の変化に効率よく適応できるようになります。なぜならば、そのいい型を現実に合わせて少し変えるだけで済むからです。型がなければ、一から現実に合わせて作り上げなければなりません。大災害の多い日本でそれをやっていたら、立ち直るのに何百年とかかるでしょう。そういう意味では、教育でそのような考え方の型を教えなくなったのは、日本にとって大きな問題だと私は思っています。

ミセス右脳　日本の千変万化の自然が、すべてを「道」にするという、現実にうまく合わせて生きるには一番効率的な脳の使い方を、日本人ができるようにしたんですね。

５番目の視床下部の話もなんとなくわかります。大災害があるときに自律神経がダウンしては、復興はおぼつかないでしょう。そういう意味では、視床下部は日本人にとって一番大事なのでしょうね。

ドクター統合　そのとおりです。日本人は現場で苦労している人しか信用しません。では、5番目をご説明します。

⑤現場のストレスでレベルアップする

明治時代の教育を受けた人は、幕末に教育を受けた武士に憧れていたといいます。日露戦争の日本海海戦のときに、幕末に教育を受け、それからのすべての海戦で戦って来た連合艦隊の艦長である東郷平八郎は、バルチック艦隊と遭遇する前まで、平気で食事をして寝ていました。一方、他の明治時代の教育を受けた参謀長以下の首脳陣は、ストレスで体調を崩していました。

幕末に教育を受けた東郷平八郎は、戦場という交感神経が絶えず刺激されるところでも、平然と副交感神経が使えたわけです。幕末に教育を受けた人たちは、視床下部のレベルが、明治以降の教育を受けた人と全く違うことになります。それが、武士が憧れられた理由のひとつでしょう。

ミスター左脳　日本精神は複雑ですが、本当に昔の人は脳を使うことを第一義に考えていたのですね。

ドクター統合　そのとおりです。では最後の６番目をご説明します。

⑥与えられた己の脳を使い切ることがゴール

戦前に創業し、いまだに栄えている企業は、例外なく日本精神を持っており、これまでお話ししてきたすべての脳の使い方を駆使することで脳を使い切り、長い目でみて競争に勝とうとしているのではないかと私は考えています。その代表例がトヨタです。

トヨタは徹底的な現場主義です。まず現場があり、そこに現物があり、それに対する行動がある、つまり仕事場の現実を見る右脳からスタートします。さらに、トヨタの創業者の豊田佐吉の原動力は、機織りを一所懸命しているのになかなか貧乏から抜け出せない母親に楽をさせたいという右脳二次元からスタートしています。豊田綱領という豊田佐吉の精神を５カ条にまとめたものがありますが、「温情友愛の精神を発揮し、家庭的美風を作興すべし」というまさしく右脳的なものを重んじる項があります。

右脳からスタートして左脳の合理性にまでつながるのが、日本精神の特徴です。トヨタも、できるだけ安い費用で最高の品質をつくるために、悪い製品が見つかるたびにラインを止めて工程を改善したり、有名な「かんばん方式」で在庫をできるだけ減らしたり、乾いたぞうきんをさらに絞るような改善をしていきました。これも、顧客に安くて最高の品質のものを買っていただきたいという誠実さからきたものです。

また豊田綱領には、「上下一致、至誠業務に服し、産業報国の実を挙ぐべし」という、仕事をすることで国という公に尽くすという言葉があります。戦後できた企業は、このような精神がなくなりましたが、お金や技術に淫して公がない企業は、歴史的にみても決して長続きしません。

そしてトヨタは、現場で学んだ様々なことを型にしています。たとえば、会議はすべてA３一枚にまとめ、すぐに内容が把握でき、最初から議論ができるようにしています。このようないい型をたくさん持っているのがトヨタの特徴であり、これは日本精神のひとつである小脳にいい型をいれることにあたります。

さらに、トヨタは何度も厳しい状況を乗り越えてきました。豊田喜一郎が社長の時に、戦後の不況のあおりで倒産寸前になりました。その時に、朝鮮戦争という日本にとっては神風のような幸運もありましたが、彼を引き継いだ石田退三社長は、その反省を生かしてトヨタの経営を盤石なものにしていきました。

トヨタがいかに日本精神を基盤にしてきた企業であるかが、脳から見るとよくわかります。今も成長し続けているのは、これまでのやり方を基盤にしながら、新たな状況に応じて脳を使い続け、使い切ることを目標にしているからに他ならないと私は考えています。

ミスター左脳　日本精神が脳を使い切ることであれば、当然それをもって仕事をすれば、仕事もうまくいくし、引退後もしっかりと脳を使えるし、病気にもならず枯れるように老いていけるわけですね。

エピローグ
―私の考える統合医療の真実―

ミセス右脳　私も日本の伝統的なものを学ぶことが、病気の予防や改善におおいにプラスになると最近感じています。父や母は、それに関して私たちよりよくご存じだと思うので、その方向で相談しながら、少しでも病状がよくなるように今日からやってみます。

ミスター左脳　ところで、先生は病気の最初から統合医療をしたほうがいいとおっしゃっていますが、実際に今医療を受けている人たちは、西洋医療一辺倒か、それを信用しないかのどちらかに二極化しているように思います。

今の医療の現状と、それに対して統合医療がいいとおっしゃる先生のお考えに関して、最後にお聞かせ願えればと思います。

ドクター統合　医療費は年々膨れ上がり、日本の経済を圧迫していて、今後どうなるのか暗澹《あんたん》たる気持ちの人が多いかと思います。しかし、本来医療は日本人に向いており、日本精神をもって本気でやれば、世界一になる分野だと私は確信しています。

まず、医療は公の要素の強い仕事です。つまり、医療は無理やり患者を増やして金儲けをするものではなく、本来は病院にかからずに死ぬまで元気なのが、国民にとって一番いいのです。病院が儲からないほうが、人々は幸せになるわけですね。しかしそれは理想論で、現実にはどうしても病気の人が出てきます。その場合は、最高の技術を駆使して治療する、この複雑な二重構造の脳の使い方は、まさしく武士道になります。

武士道からいうと、医療の本来の姿は戦わないようにする、つまり予防医療が主体であるべきなのです。このような医療に関して本質的なあるべき姿を理解し実行できるのは、世界中見渡しても、公の脳の使い方が優れている日本人しかありえません。

そして、どうしても患者さんに治療が必要であるということになれば、患者さんのプラスになるのはなんでもあり、つまり西洋医療でも東洋医療でもホルミシス効果を利用した医療でも、治療にプラスの効果のあるものは最初から全部同時に使う、つまり統合医療を行うことが大事だと私は考えています。昔から日本人は、あらゆるものを世界から取り入れて融合させてきましたが、その日本人独自の歴史をみると、なんでもありの統合医療も、日本人の一番得意な分野であるはずです。

ミスター左脳　そう言われてみれば、たしかにそうですね。では、そんな統合医療を行っていくためには具体的にはどうすればよいのでしょうか。

ドクター統合　統合医療を行うには、それぞれの医療の特徴をつかむことが一番肝要です。西洋医療は、厳しい状態である病気の急性期や、外からくる病気である感染症などには強い、一方東洋医療は生活習慣病などの体の中から出てくる病気に強い、ホルミシス効果を利用したラドン温泉などの治療は、ある程度患者さんが元気であれば一番強力な抗酸化作用がある、といった特徴をうまく組み合わせることです。

まず、西洋医療は強力なるがゆえに正常細胞も傷めることが避けられず、とにかく治療で悪くしないことに気をつけるべきです。たとえば、私は脳腫瘍の手術することが多々ありますが、手術で悪くしては患者さんが元気をなくし、その後の治療の結果に悪影響を及ぼすことになりかねません。

そのために、15年前から覚醒下手術を始めたことは何度かお話ししてきたとおりです。我々の行う覚醒下手術は、患者さんを悪くしたくないという右脳二次元的な脳の使い方からスタートして、悪くしないために一番合理的な手術を行うという左脳三次元的な脳の使い方にいった、日本精神をもとにした技術になります。これを愚直に続けた結果、世界でも類をみない最先端の技術まで到達することができました。

その覚醒下手術を行うのに一番大事なのは、覚醒下手術に参加するそれぞれの部門の専門家のチームをつくることです。日本でも覚醒下手術を行っているところはいくつかありますが、彼らは脳外科医だけで行っており、それではきちんとした覚醒下手術にはなりません。合理性がある欧米ではやっているようですが、神経をチェックするのは、脳外科医ではなく、神経に対して知識の該博な人がやるべきです。神経を電気的にモニターするのも、その専門家が行うべきです。つまり、我々の覚醒下手術の成績がいいのは、手術の原理がいいだけではなく、それぞれの人が自分の役割をきちんと果たす、日本精神をもった専門家たちが集まったからこそ起こったことなのです。

かつての日本人は、多様性のある人間を束ねて、人を助ける目的のもとに一致団結することに秀でていました。これは、何度もお伝えしてきたとおり、自然の摂理と同じです。自然は、すべてのものが役割を果たすことで続いてきました。逆に言うと、役割を果たさないものは、淘汰されていくことになる厳しさも同時にもちあわせています。この厳しさも含めた役割を果たすという日本精神が、車のような様々な複雑な要素を包含する産業で、レベルの高い製品を作り出してきました。

医療は、車よりさらに高度なレベルが要求されます。なぜならば、人間の方が、車よりはるかに複雑だからです。しかし、日本人が本気になり、日本精神で医療を愚直に推し進めれば、私は必ず世界一のレベルになると信じています。私は、篠浦塾で自分自身でも統合医療を学び、患者さんの中でご希望のある方には、治療の最初から統合医療をご提案し、お手伝いしていますが、今までないくらい治療成績にいい手ごたえがあります。

今まで西洋医療のみでは歯がたたなかった予後の悪い脳腫瘍が、治療の初期から統合医療をやることにより、何年も再発せず治癒したと思われる方も出てきました。しかも、これは今問題となっている医療費の削減にもつながります。統合医療的なアプローチは、西洋医療ほどお金がかからないからです。

ミセス右脳　でも、統合医療を推進していくのは、否定的な意見も多いでしょうし、なかなか難しいのではないでしょうか。

ドクター統合　たしかに、多くの困難があるのは事実です。治療の初期から統合医療を行うことは、これまで他でもない私自身も聞いたことがなく、制度的にも難しく、また実際どのような組み合わせがいいのかも手探りの状態です。今後の課題は、それぞれの治療法の効果をみて、誰にでもできるような型を作ることでしょう。そうすることで、世界中どこでもできるようになるし、次の世代にも伝わっていきます。

そして、そのような医学的な課題のみならず、社会的な問題もあります。私の目指している統合医療は、私に走り医療でお金を儲けようとしている病院、企業にとっては、真逆の方向にみえるでしょう。実際、いろいろな嫌がらせもありましたが、逆に私に賛同する人も数多く現れています。

篠浦塾という、篠浦式の統合医療の理念を周囲に伝え、実践する集団を２０１６年６月に作りましたが、賛同する多くの人たちが集まってきています。実は私は、日本人が統合医療で世界に貢献できれば、世界が日本精神を理解し、よくなっていくのではないかという期待も持っているのです。

ミスター左脳　貴重なお話をたくさんしていただき、本当にありがとうございました。西洋医療だ、いや代替医療だというような議論が最近よくされますが、日本人らしくそれぞれのいいとこどりをすればいいのですね。それが先生のお考えになっている統合医療の真実であると私は感じました。

自分を治すのは医師でも薬でもなく自分自身なので、西洋医療ももちろん大事ですが、それにプラスしてここまで学んだことを活かしていきたいと思います。

ミセス右脳　統合医療が大きく進歩すれば、私たちやその上の世代に、大きな福音となりますね。

そして、それがさらに発展して自動車産業のように日本の輸出産業になれば、私たちの子供も含めた次の世代に大きな希望を与えることになると、先生の最後の一言をお聞きして私は明るい気持ちになりました。

あとがき

本書では、私が経験上有用であると確信をもつ統合医療について書いてきました。そして今、本書でお伝えしてきたことを、さらに詳細かつ具体的に、私を含めた講師陣が、篠浦塾で行っているセミナーでお伝えしているところです。

最後に、本書の基になっている篠浦塾に関して触れます。篠浦塾で行うセミナーの内容と講師は、２０１７年11月現在次のようになっています。

（1）食の基本―篠浦伸禎
（2）食の実戦―児玉陽子先生
（3）筋肉の痛みの改善―リガトア
（4）気療―神沢瑞至先生
（5）へそ按腹―杉山平熙先生
（6）脳機能の解析―篠浦伸禎

（7）脳機能の改善－篠浦伸禎
（8）ホルミシス－篠浦伸禎
（9）脳カウンセリング－増田勝利先生
（10）脳活用度診断の読み方と利用法－篠浦伸禎
※生と死について－鈴木秀子先生（特別講師）

それぞれの講師に関しては、本書の中で適宜触れてきましたので、割愛します。講師陣は、臨床の現場での豊富な経験と実績があり、しかも日本精神が底流に流れている方々です。そのため、セミナーの内容は単なる机上の空論ではなく、現場で実際に役に立つ、どこにもない高いレベルの内容であると自負しています。

一年前から始まった篠浦塾は、すでに現在350名ほどの会員数となりました。今は東京を中心にセミナーを行っていますが、一部の地域では、スカイプなどを使ってセミナーの内容が見られるシステムをつくっており、今後さらに広げていきたいと考えています。

また、篠浦塾の目的は、セミナーでの情報発信のみならず、情報発信して医療をよくしていく人を育てることも大きな柱としています。そのため、この10回シリーズのセミナーにすべて出席すると、「氣脈メンバー」という資格を取れるようにしました。氣脈メンバーは、篠浦塾の内容を学び、それをご自身の現場で実践して周囲に伝え、さらに臨床現場でより内容をレベルアップして、その情報を篠浦塾にフィードバックしていただくようにお願いしています。現在7名の氣脈メンバーが誕生しており、ご自身の現場で熱心に篠浦塾の情報を伝え、実践し、ご報告をいただいています。

また、このような有用な医療情報を、セミナーのみならず、本やDVDで広くお伝えしていく予定です。本書も、その一環として書かせていただきました。食に関するDVDも12月末に販売予定です。

今後の方向性として、情報発信のみならず実践をするということで、体に関しては、氣脈メンバーが中心となって、自分の得意分野で実践し、現場のレベルを上げているところです。

そして、次の動きとして、食のチーム、脳のチームを立ち上げました。まず食のチームは、児玉陽子先生を中心にチームつくっているところです。生活習慣病は、いくらいい治療をしても、食が悪いと決して治癒には至りません。そこで、病気になった患者さんの食事内容をお聞きして、食を改善するアドバイスをしたり、実際に料理を提供したり、作り方を指導したり、さらにどの店や団体で病気の改善に役立つ食品が売っているのか、どの産地にお願いすればいいものを送ってくれるかといった具体的な情報をご提供し、できるだけ早く、病気の改善に有効な食養を、患者さんが開始できるようにお手伝いしていこうと考えているのです。

さらに、脳のチームは、まず脳テストをクライアントに受けていただき、それを参考に極力薬を使わない方向で、カウンセリングや様々な手法を使って、患者さんの心の病や悩みを解決できるようにお手伝いするチームになります。これも現在マニュアルを製作中です。

このように、経験と実績が豊富で、根底に日本精神を持った人たちが、現場で本当に有効な統合医療を実践することを目標にして篠浦塾に集まってきており、良い結果の報告もどんどんあがってきています。

篠浦塾は、今の日本の医療に必要な本質的なことを行っていると私は心の底から信じています。もちろん紆余曲折はあるでしょうが、篠浦塾の塾生の熱気と、急激な参加者の増加を見るにつけ、幸せに生きていくために誰にとっても役に立つこの新しい動きは、決して古い体質の人たちにつぶされることなく広がっていくものと確信しています。

篠浦塾はどなたでも無料で塾生になることができます。行き詰っている今の日本の医療を変えていくために、読者の皆様にもぜひ、なんらかのかたちで参加していただければ幸いです。

本書をお読みくださった人たちと、篠浦塾を含めて、今後様々な機会に触れ合うことができましたら、私にとってこれにまさる幸せはありません。

平成29年11月18日

篠浦　伸禎

参考文献▼

「いずみの会式玄米菜食」　中山武著　花伝社
「今あるガンが消えていく食事」　済陽高穂著　マキノ出版
「ガンが食事で治る」という事実　星野仁彦、済陽高穂著　マキノ出版
「がん患者は玄米を食べなさい」　伊藤悦男著　現代書林
「ガンにならない3つの食習慣」　高橋弘著　ソフトバンク新書
「奇跡が起こる半日断食」　甲田光雄著　マキノ出版
「驚異の「ホルミシス」力」　篠浦伸禎著　太陽出版
「気療講座２」　神沢瑞至著　文芸社
「酵素の力」　E.ハウエル著　中央アート出版社
「365日、玄米で認知症予防」　芦刈伊世子著　清流出版
「ジョコビッチの生まれ変わる食事」ノバク・ジョコビッチ著　三五館
「すごい！お腹ゾーンセラピー」　杉山平熙著　コスモテゥーワン出版
「戦争好きな左脳アメリカ人、平和好きな右脳日本人」　篠浦伸禎著　かざひの文庫
「フィット・フォー・ライフ」ハーヴィー・ダイヤモンド、マリリン・ダイヤモンド著　グスコー出版
「葬られた「第二のマクガバン報告」」　T.コリン.キャンベル著　グスコー出版
「「酵素」の謎」　鶴見隆史著　祥伝社新書
「人間の栄養学を求めて」　日野厚著　自然社
「幕末名医の食養学」　沼田勇著　光文社文庫
「病と闘う食事」　堺野米子著　創森社
「40歳過ぎたら、「1日2食」にしなさい」　藤代博著　三笠書房

Shinoura N, Yamada R, Tabei Y, Otani R, Itoi C, Saito S, Midorikawa A. Left or right temporal lesion might induce aggression or escape during awake surgery: role of the amygdale. Acta Neuropsychiatrica 23(7), 119-24, 2011.

Shinoura N, Yamada R, Tabei Y, Otani R, Itoi C, Saito S, Midorikawa A. Damage to the right dorsal anterior cingulate cortex induces panic disorder. J Affect Disorders 133, 569-72, 2011.

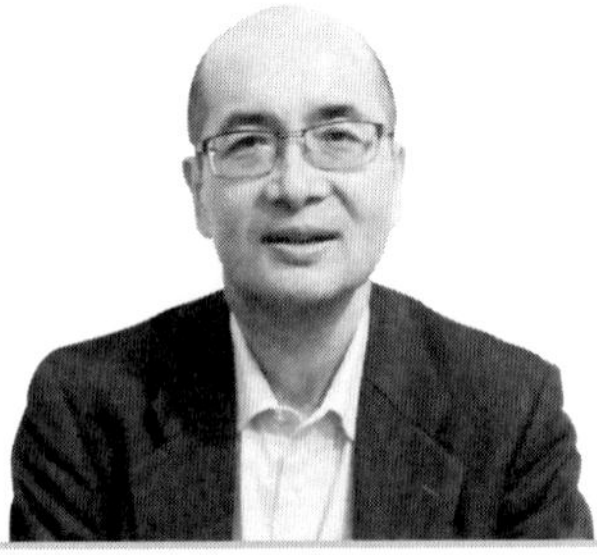

著者略歴

篠浦 伸禎（しのうらのぶさだ）

都立駒込病院脳神経外科部長

1958年愛媛県生まれ。1982年東京大学医学部卒業、同年医師免許取得。

東京大学医学部付属病院、国立国際医療センター等に脳神経外科医として勤務し、1992年東京大学医学部の医学博士を取得する。シンシナティー大学分子生物学部に3年間留学し帰国後都立駒込病院に勤務。

脳外科における覚醒下手術のトップランナーである。

著書

『脳にいい５つの習慣』

『脳腫瘍機能温存のための治療と手術』

他多数。

篠浦塾　http://www.shinouranobusada.com

現場から始まる医療革命 **統合医療の真実**

2017年12月22日 初版発行

著　者　篠浦伸禎

発行人　山内尚子
発　行　株式会社きれい・ねっと
〒670-0904　兵庫県姫路市塩町91
TEL 079-285-2215 FAX 079-222-3866
http://kilei.net

発売元　株式会社 星雲社
〒112-0005　東京都文京区水道1-3-30
TEL 03-3868-3275 FAX 03-3868-6588

ISBN978-4-434-24139-0

きれい・ねっと

あなたと
私と
この星と
きれいでつながる
よろこびの輪